Kramer

Lehrbuch der Elektroakupunktur

Lehrbuch der Elektroakupunktur

Band I

Die Grundlagen
Geräte – Zubehör – Arbeitsplatz
Niederfrequente Puls-Therapie
Leitwert-Diagnostik und Therapie

Von Dr. med. dent. Fritz Kramer

Mit 57 Abbildungen und 21 Tabellen

3. Auflage

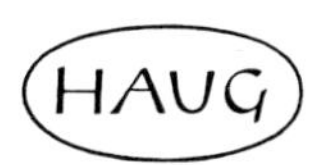

Karl F. Haug Verlag · Heidelberg

CIP-Kurztitelaufnahme der Deutschen Bibliothek

Kramer Fritz:
Lehrbuch der Elektroakupunktur / von Fritz Kramer. – Heidelberg : Haug.
Bd. 1. Die Grundlagen, Geräte – Zubehör – Arbeitsplatz, niederfrequente Puls-Therapie, Leitwert-Diagnostik u. Therapie. – 3. Aufl. 1986.
ISBN 3-7760-0941-1

Herstellerische Betreuung: Axel Treiber

2. Auflage 1979
3. Auflage 1986
Verlags-Nr. 86132 · ISBN 3-7760-0941-1

Gesamtherstellung: Konkordia Druck GmbH, 7580 Bühl/Baden

Meiner lieben Frau gewidmet

Inhaltsverzeichnis

3. TEIL

Die niederfrequente Puls-Therapie

Vorwort

Die Elektroakupunktur läßt sich nur schwer im Selbststudium bzw. mit Hilfe eines Buches allein erlernen, sondern am besten in Kombination mit praktischen Kursen und Übungen (vgl. Seite 195). Dennoch ist dieses Lehrbuch geschrieben worden, weil sich viele Kursteilnehmer einen Wegweiser und eine fixierte Systematik gewünscht haben, die aufzeigt, wie man sich als Arzt oder Zahnarzt Schritt für Schritt in die Elektroakupunktur (EAP) einarbeiten kann. Da die EAP zahlreiche Gebiete umfaßt und der Ausbildungsstand der EAP-Ärzte und -Zahnärzte sehr unterschiedlich ist, wurde dieses Buch in mehrere Bände aufgeteilt.

Die Durchnumerierung der Bände erfolgte nach dem Schwierigkeitsgrad der Anwendungsbereiche der EAP. Es empfiehlt sich also für den Anfänger mit Band I zu beginnen und den nächsten Band erst in die Hand zu nehmen, wenn der Stoff des vorausgegangenen durchgearbeitet ist.
Diese Einführung in die EAP wurde von einem Praktiker für Praktiker geschrieben. Theoretische Erörterungen sind nur insoweit berücksichtigt, als sie für das Verständnis der Materie notwendig sind.

Die EAP ist klinisch noch nicht anerkannt, obwohl sie bereits 2 Jahrzehnte von zahlreichen Ärzten und Zahnärzten tagtäglich erfolgreich in der Praxis angewendet wird; aber die Zahl der zufriedenen Patienten ist inzwischen so groß geworden, daß die klinische Medizin auf Dauer diese Methode nicht übergehen wird.

Die 1. Auflage dieses Lehrbuches erschien als *„Einführung in die Elektroakupunktur nach Voll"* im Medizinisch-Literarischen Verlag mbH in Uelzen, an welcher Herr Dr. med. Reinhold VOLL, Plochingen, und Herr Dipl.-Ing. Dr. Fritz WERNER, Stuttgart, beratend mitgearbeitet haben.

Diese Neuauflage wurde gründlich überarbeitet und zum *„Lehrbuch für Elektroakupunktur"* erweitert. Herr Dr. H. PEESEL, Braunschweig, hat sich daran in selbstloser Weise beteiligt und vor allem dazu beigetragen, daß dieses Werk dem Stand der Technik entspricht und einige wichtige Begriffe klarer definiert werden konnten.

Daß dieses Lehrbuch trotz mancher Schwierigkeiten und Hindernisse erscheinen konnte, ist ein Verdienst des Karl F. Haug Verlages. Möge es mithelfen, der Elektroakupunktur *den* Platz in der Medizin zu verschaffen, der ihr zum Wohl unserer Patienten gebührt, denn sie ist nach meiner Erfahrung und Überzeugung eine wertvolle Ergänzung der derzeitigen klinischen Medizin.

F. KRAMER

Vorwort zur 2. Auflage

Da die 1. Auflage des ersten Bandes meines Lehrbuches der Elektroakupunktur über Erwarten schnell vergriffen war, ist eine Neuauflage erforderlich geworden. In diese wurden alle inzwischen bekanntgewordenen Neuerungen eingearbeitet.

Möge auch diese Neuauflage der Weiterverbreitung der Elektroakupunktur dienlich und nützlich sein.

Mai 1979 F. KRAMER

1. TEIL

Die Grundlagen der Elektroakupunktur
- EAP -

„Elektroakupunktur" ist der **Sammelbegriff** für Verfahren, welche zur Diagnostik bzw. zur Therapie und neuerdings auch zur Analgesie

- moderne elektronische Verfahren und
- die chinesische Akupunktur verwenden, in Verbindung mit
- der klinischen Medizin,
- der allopathischen Pharmakologie und
- der Homöopathie.

Zum Verständnis der Elektroakupunktur muß wenigstens in einem gewissen Umfang auf die Elektronik und die Meßverfahren eingegangen werden. Das erfolgt in diesem Band.

Die chinesische Akupunktur wird in Band II erläutert, und die Grundlagen der Homöopathie werden in Band III dargestellt – jeweils mit Blickrichtung auf die praktische Nutzanwendung für die Elektroakupunktur.

Weil die klinische Medizin und die Allopathie wesentliche Bestandteile der Elektroakupunktur sind, kann diese Methode mit entsprechendem Nutzen für den Patienten nur von klinisch ausgebildeten Ärzten und Zahnärzten angewendet werden!

I. Geschichtliches zur Elektroakupunktur

Das Wort Elektroakupunktur hat der französische Arzt Dr. Roger DE LA FUYE, Paris, zuerst verwendet. Er konstruierte auch das erste Elektroakupunkturgerät. Diese Tatsache ist selbst vielen EAP-Ärzten nicht bekannt, da dieser fortschrittliche Arzt bereits 1956 verstarb.

NIBOYET, Marseille erkannte, daß Akupunkturpunkte einen anderen elektrischen „Übergangswiderstand" haben als die umgebende Haut.

W. SCHMIDT, München, untersuchte im Kreiskrankenhaus Dachau Akupunkturpunkte an Patienten mit klinisch gesicherter Diagnose (z. B. Herzinsuffizienz) und konnte feststellen, daß sich bei einer Organinsuffizienz das elektrische Verhalten der zugehörigen Akupunkturpunkte verändert, während es bei Personen mit normaler Organfunktion konstant blieb. SCHMIDT entdeckte auf diese Weise das Phänomen des Zeigerabfalls (ZA). 1953 berichtete er über seine Arbeiten auf der Tagung für Erfahrungsheilkunde in einem Referat mit dem Thema „Messung vegetativer Potentiale an Meridianpunkten".

Etwa um die gleiche Zeit ließ Dr. SCHICK, Stuttgart, ein elektronisches Punktmeßgerät bauen, welches er Dr. R. VOLL, Plochingen, und Dr. F. WERNER, Stuttgart, überließ, die daraus ein Gerät entwickelten, welches zuerst „Elektropuncteur", aber nach Einspruch von DE LA FUYE in „KuF-Universal-Diatherapuncteur"*) umbenannt wurde.

1955 gründete VOLL die „Arbeitsgemeinschaft KuF-Elektropunktur". Sie wurde später in „Internationale Gesellschaft für Elektroakupunktur" und schließlich in „Internationale medizinische Gesellschaft für Elektroakupunktur nach Voll e. V." umbenannt. Dies erschien erforderlich, weil VOLL eine Spaltung seiner Gesellschaft nicht verhindern konnte.

*) KuF = Herstellerfirma Kraiss und Friz, Stuttgart.

Immerhin hatte VOLLs unermüdliche Schaffenskraft und sein Gespür für aktuelle Tagesprobleme den unbestreitbaren Erfolg, daß die Gesellschaft heute mehr als 500 Mitglieder in mehreren Ländern zählt. Auch die Gegner VOLLs würdigen nach wie vor seine Verdienste, sahen sich aber gezwungen, u. a. unter der Führung von Dr. W. SCHMIDT †, Nürnberg, und Dr. VILL, Erlangen, ab 1959 eigene Wege zu gehen, „um den Grundlagen der Methodik nachzuspüren und deren Einbau als Zusatzmethode in die gesamte klinische Diagnostik ermöglichen zu können".

1968 erfolgte die Gründung einer selbständigen „Forschungsgemeinschaft für Bioelektronische Funktions-Diagnostik und Therapie" (BFD).

Dieses Lehrbuch der Elektroakupunktur ist bemüht, bestehende Gegensätze nicht weiterhin zu vertiefen, sondern vielmehr das Wesentliche, Grundsätzliche und Gemeinsame herauszuarbeiten, und auf diese Weise mitzuhelfen, vielleicht doch einmal wieder zu einer Einheit zu kommen, denn letztlich kann es nur *eine* Wahrheit geben.

Wir wollen daher in diesem Buch nicht mehr ausschließlich von einer „Elektroakupunktur nach Voll" (EAV), sondern einfach und bescheiden von Elektroakupunktur (= EAP) sprechen, wie es vor der Spaltung war.

Das um so mehr, als die Elektropunktur nicht ohne VOLL, aber auch nicht ohne die vielen wertvollen und wichtigen Beiträge zahlreicher Mitglieder der Gesellschaft zu dem geworden wäre, was sie heute ist: **eine wertvolle Ergänzung der klinischen Medizin!**

II. Die neuen Möglichkeiten durch die Elektroakupunktur

Im Vergleich zur chinesischen Akupunktur und zur Homöopathie einerseits sowie zur klinischen Medizin und Allopathie andererseits bietet die EAP folgende neuen Möglichkeiten für Ärzte und Zahnärzte:

1. Die EAP erlaubt eine elektrische Ortung der chinesischen Akupunkturpunkte.
2. Die EAP ermöglicht die Auffindung neuer Hautmeßpunkte und ihre Zuordnung zu bestimmten Organen und Geweben.
3. Die EAP erlaubt eine funktionelle Organ- und Gewebs-Diagnostik über den Energiehaushalt des lebenden Organismus durch eine „Widerstandsmessung" an den Akupunkturpunkten.
4. Die EAP gewährt einen Einblick in den allgemeinen Energiehaushalt des Organismus:

a) durch Leitwertmessung*) mit großflächigen Elektroden und
b) durch Messung der Akupunkturpunkte mit kleinen Punktelektroden.

*) Der Leitwert der EAP entstammt dem medizinischen Sprachgebrauch und ist nicht identisch mit dem speziellen Leitwert nach der Definition der Physik bzw. Elektrotechnik.

5. Die EAP erlaubt die therapeutische Beeinflussung des Energiehaushaltes*) mit Hilfe von niederfrequenten Puls-Strömen:
a) mit wählbaren Kurvenformen und
b) mit zu jeder Kurvenform frei wählbarer Frequenz zwischen 0,9 und 10 Hz.

6. Die EAP ermöglicht die qualitative Prüfung von allopathischen, aber auch von homöopathischen Medikamenten und deren quantitativer, individueller Dosierung für jeden Patienten durch elektrische Messung an den organbezüglichen Akupunkturpunkten.

7. Die EAP ermöglicht eine neuartige Mesenchymreaktivierung mit Hilfe homöopathisch zubereiteter Medikamente, die individuell qualitativ und quantitativ ausgetestet werden.

8. Die EAP erlaubt eine differenzierte Kopf-Herd-Diagnostik.

9. Die EAP erlaubt auch eine Therapie-Kontrolle bei medizinisch-physikalischen und bei naturheilkundlichen Maßnahmen.

10. Die EAP erlaubt die Diagnostik beginnender Organerkrankungen und gibt so die Möglichkeit, prophylaktische Maßnahmen einzuleiten.

11. Schließlich läßt die EAP Wechselbeziehungen zwischen den verschiedenen Organ- und Gewebs-Systemen erkennen.

Neu an der EAP

ist, daß man

a) eine geplante Therapie vor ihrer Durchführung qualitativ und quantitativ prüfen und damit die Versagerquote bestmöglich reduzieren kann,

b) daß man eine eingeleitete Therapie laufend zu überwachen vermag, um so rechtzeitig Änderungen vornehmen und auf diese Weise

c) Unter- bzw. Überdosierungen bestmöglich vermeiden kann.

Ziel der EAP

Sie will nicht als Ersatz, sondern als eine Ergänzung der klinischen Medizin in Diagnostik und Therapie verstanden werden!

Wir haben eingangs festgestellt, daß die EAP ihre Wurzeln in der chinesischen Akupunktur hat. So ist es erforderlich, an dieser Stelle wenigstens ganz kurz auf diese einzugehen. Ausführlich wird die Akupunktur für den EAP-Arzt/Zahnarzt im Band II dieses Lehrbuches behandelt.

---

*) Auf die Begriffe „Energiehaushalt" und „Widerstandsmessung" wird im 3. Teil dieses Bandes näher eingegangen.

III. Zur Geschichte der Akupunktur

Seit mehr als 3000 Jahren arbeiten chinesische Ärzte nach einem Verfahren, das in der westlichen Welt unter dem Namen „Akupunktur“ bekanntgeworden ist. Meines Wissens gibt es kein anderes Diagnose- und Heilverfahren, das einen so langen Zeitraum überdauern konnte, denn die Akupunktur ist auch heute noch in der Chinesischen Volksrepublik weit verbreitet und gilt dort für die sonst westlich ausgebildeten Mediziner als Lehrfach an den Universitäten.

Nach Europa kamen Berichte über die Akupunktur erst im Zeitalter der Entdeckungen und der Kolonisation durch KAEMPFER und TEN RHYNE.

Zur Zeit der Französischen Revolution war die Akupunktur eine medizinische Modetherapie. Da sie aber nicht nur von seriösen Ärzten, sondern auch von „Geldmachern“ angewendet wurde, geriet sie in Verruf und schließlich in Vergessenheit.

Erst durch Soulié DE MORANT, der in China Konsul war, wurde die Akupunktur für das Abendland wiederentdeckt. Er schrieb auch die ersten Berichte über diese chinesische Heilmethode.

In Frankreich gilt die Akupunktur heute als spezielle Heilmethode. Sie wird an einigen Universitäten gelehrt und auch in mehreren Krankenhaus-Abteilungen praktisch angewendet.

Die Sécurité sociale (welche der deutschen Sozialen Krankenversicherung entspricht) zahlt in begründeten Fällen Zuschüsse zur Akupunkturbehandlung.

Als noch freundschaftliche politische Verhältnisse zwischen China und Rußland bestanden, sind auch russische Ärzte in China als Akupunkteure ausgebildet worden.

Diese üben ihren Beruf heute zweigleisig als Schulmediziner und als Akupunkteure aus, weil sie sehr schnell erkannten, daß sie in vielen Fällen durch die Kombination weiterkommen, als mit der Schulmedizin oder mit der Akupunktur allein.

In Deutschland gab es einen Lehrstuhl für Akupunktur an der Berliner Universität, welchen Prof. HÜBOTTER bis zum Tod innehatte.

Praktisch ausgeübt wird die Akupunktur in Deutschland nur als Privatleistung, da diese Methode für die deutsche Soziale Krankenversicherung als „klinisch nicht anerkannte Methode“ gilt und daher von der Honorierung ausgeschlossen ist. Infolge der nicht zu leugnenden Erfolge der Akupunktur und der daraus resultierenden großen Nachfrage von seiten der Patienten gewährt man jedoch verschiedentlich Zuschüsse „auf freiwilliger Basis“.

IV. Grundprinzipien der Akupunktur

Die Akupunktur ist das Ergebnis der Beobachtungen und Erfahrungen vieler Ärztegenerationen im alten China. Akupunktur ist ein rein empirisches Verfahren und dieses über mehrere tausend Jahre geblieben, weil die Chinesen wenig danach gefragt haben, warum etwas so und nicht anders funktioniert. Sie interessiert als Pragmatiker in erster Linie, wie und wann ihre Akupunktur funktioniert.

Die Grunderkenntnis der chinesischen Akupunktur ist, daß es auf der Haut des Menschen (und aller Säugetiere) gewisse Punkte an topographisch-anatomisch exakt definierbaren Stellen gibt, die

a) mit bestimmten Organen bzw. Gewebesystemen in enger Wechselbeziehung stehen und

b) auf sogenannten „Meridianen" liegen, die man auch als Energieleitbahnen bezeichnet.

Ihre **Diagnose** haben die chinesischen Akupunkturärzte aus der Anamnese, aus einer sehr subtilen Hinweis-Diagnostik und aus einer differenzierten Pulsmessung gewonnen. Darauf soll hier nicht näher eingegangen werden, zumal der Elektroakupunktur-Arzt zur Diagnostik vor allem exakte elektronische Messungen an den Akupunktur-Punkten selbst durchführt.

Therapie betreiben die klassischen Akupunktur-Ärzte u. a. durch Stechen von Nadeln aus Gold, Silber, Stahl oder Bambus in die Akupunkturpunkte.

Durch das Stechen der Nadeln in die Punkte wird der bio-elektrische Energiefluß in den Meridianen verändert und dadurch die Funktion der zugehörigen Organe beeinflußt.

Eine Einführung in die Akupunktur erhält der Leser in Band II. Außerdem darf auf die Literatur im Anhang dieses Buches verwiesen werden.

Trotz vieler Behandlungserfolge, auf die sich die Akupunktur zweifellos berufen kann, bleibt es ihr Nachteil, daß sie empirisch arbeitet. Das erfordert lange Einarbeitungszeiten und ergibt Fehlermöglichkeiten, besonders bei Anfängern. Daß die Akupunktur in erster Linie im asiatischen Raum und weniger in Europa Fuß fassen konnte, beruht auf dieser Empirie.

Wie konnten die Chinesen die Akupunktur-Lehre aufbauen?

Es ist sicher, daß die chinesischen Ärzte keine Kenntnis vom Energiegeschehen westlicher Prägung besaßen, denn sie kannten weder elektrischen Strom, elektromagnetische Schwingungen noch elektronische Meßgeräte.

Es müssen demnach andere Beobachtungen gewesen sein, die zum Aufbau der Akupunktur-Lehre geführt haben. Dafür ein Beispiel:

Ein geübter Masseur kann bei Patienten mit chronischen Dickdarmbeschwerden deutlich einen gelotisch verhärteten Bindegewebs-Strang heraustasten, der dem Meridian-Verlauf des Dickdarms an Unter- und Oberarm entspricht.

Er kann also aus gelotischen Verhärtungen, die einem Meridian-Verlauf entsprechen, diagnostische Hinweise auf Veränderungen des zugehörigen Organs erhalten. Er kann aber auch therapeutisch dieses betreffende Organ günstig beeinflussen, indem er die gelotischen Veränderungen im Meridianverlauf durch Massage „aufweicht".

V. Warum Elektroakupunktur?

Die Akupunktur ist eine Heilmethode, welche mit relativ geringem Aufwand (Nadeln usw.) in der Hand des Geübten zu Erfolgen führt. Sie erfordert jedoch ein intensives Studium der aus der altchinesischen Medizin überlieferten Grundlagen und außerordentlich viel Übung und Erfahrung! Das gilt im naturwissenschaftlich orientierten 20. Jahrhundert nicht als „wissenschaftlich" und wird daher von der Schulmedizin abgelehnt. Sie möchte nur anerkennen, was exakt meßbar, reproduzierbar und statistisch auswertbar ist.

Das ist verständlich und grundsätzlich richtig, weil Naturwissenschaften und Technik für den westlichen Mediziner vieles auf dem Sektor der Human-Medizin meßbar gemacht haben, was früher für den Arzt meßtechnisch nicht zu erfassen war.

Ein Höhepunkt dieser Entwicklung ist mit der modernen Labordiagnostik erreicht, die im Zusammenwirken mit der Computertechnik in relativ kurzer Zeit zu vielen Einzelergebnissen kommt. Die Analyse feiert hier ihren Triumph und hat damit fast den Gegenpol zur Akupunktur erreicht, denn diese bemüht sich um eine Gesamt-Schau.

Sie sieht im menschlichen Organismus das Zusammenspiel aller Organe und Gewebs-Systeme unter der Obhut von Seele und Geist.

Der menschliche Organismus ist für den Akupunktur-Arzt kein chemisches oder physikalisches Labor, in welchem bestimmte Reaktionen nach mathematisch genau fixierbaren Programmen ablaufen.

Vielmehr reagiert für ihn der menschliche Organismus auf jeden Einfluß von innen und außen stets in toto von einer jeweils anderen Ausgangslage her. Er ist somit nicht mit mathematischen Gesetzen oder chemischen Formeln eindeutig erfaßbar.

Es lag daher sehr nahe, die Akupunktur mittels der vorhandenen Elektrotechnik wenigstens meßbar zu machen und so aus der reinen Empirie herauszuführen. Das gelang mit Hilfe der Elektroakupunktur.

Der EAP-Arzt kann noch einen Schritt weitergehen und an die Stelle der bisherigen reinen Empirie nicht nur das kausale Denken, sondern das kybernetische Denken setzen.

Die klinische Medizin hat bisher mit Statistiken ihre eigene Forderung nach „Wissenschaftlichkeit" nicht erfüllen können. Die EAP kann ihr einen Schritt weiterhelfen durch weitgehend reproduzierbare Messungen.

Kurzum:

Die Synthese zwischen der Akupunktur des Ostens und der Medizin des Westens ist im Zeitalter der Kybernetik mit Hilfe der Elektroakupunktur möglich.

Was leistet die Elektroakupunktur?

Zuerst sei festgestellt, daß man die Elektroakupunktur sowohl zur Diagnostik wie zur Therapie verwenden kann.

Bei der Diagnostik unterscheidet man folgende Varianten:

1. elektrische Leitwert-Diagnostik,
2. elektrische Punkt-Diagnostik,
3. Diagnostik mit Organpräparaten oder Nosoden und
4. Reizstromtest zur odontogenen Herd-Diagnostik.

Bei der Therapie sind folgende Möglichkeiten gegeben:

1. Therapie mit niederfrequenten Pulsströmen verschiedener Polarität bzw. Kurvenform
a) zum Ausgleich der Leitwerte,
b) zum Ausgleich der Hautpunkt-Meßwerte.
2. Therapie mit ausgetesteten Medikamenten.

Die rein physikalisch-elektrische Therapie mit niederfrequenten Pulsen wird im 3. Teil **dieses** Bandes ausführlich beschrieben.

Die Therapie mit Medikamenten im Rahmen der Elektroakupunktur ist insofern ein Novum in der Medizin, als deren Wirkung auf den Patienten über den Energiehaushalt sowohl qualitativ als auch quantitativ durch Messungen an den Akupunkturpunkten geprüft wird.

Dabei werden diese Medikamente in den Stromkreis zwischen Patient und Meßgerät gegeben und Meßwert-Änderungen registriert. Auf diese Weise kann man individuell prüfen, ob ein Medikament für den betreffenden Patienten geeignet ist oder nicht. Man kann auch die **Dosierung** durch Messung bestimmen und so Unter- bzw. Überdosierungen vermeiden.

Die Prüfung der Verträglichkeit und Dosierung ist de facto möglich für

- allopathische Medikamente,
- homöopathische Medikamente,
- Nosoden,
- Organpräparate und
- Stoffwechselprodukte.

Sogar zahnärztliche Werkstoffe oder in der Orthopädie verwendete Werkstoffe kann man vor ihrer Inkorporation durch Messung auf ihre Verträglichkeit prüfen. Daß man auf diese Weise a priori eine ganze Reihe von bisher „unvermeidlichen" Mißerfolgen verhindern kann, sollte zu denken geben!

Für die Medikamentprüfung ist es übrigens ganz gleich, ob die Medikamente in flüssiger oder fester Form zur Verfügung stehen, ob sie als Ampullen, Tabletten, als Salben oder als Tee verabreicht werden sollen.

Durch Messungen an anatomisch exakt lokalisierbaren Hautmeßpunkten, die den Akupunkturpunkten entsprechen, läßt sich mit Hilfe der Elektroakupunktur die Therapie laufend kontrollieren und der Heilungsverlauf überwachen.

Wenn man sich die erforderliche Zeit nimmt, lassen sich auch die bioenergetischen Störungen (Nebenwirkungen) von allopathischen Medikamenten bestimmen. Daß man mit Hilfe der Elektroakupunktur-Medikament-Prüfung selbst schädliche Einflüsse z. B. von ungenügend aufbereitetem Trinkwasser oder von unbiologisch erzeugten und von industriell aufbereiteten Nahrungsmitteln auf den menschlichen Organismus meßtechnisch erfassen kann, sei all denen ins Notizbuch geschrieben, die über Umweltschutz reden – es aber dabei seit Jahren bewenden lassen. Die Elektroakupunktur ist in meinen Augen eine Methode, mit der man Umweltschutzmaßnahmen überprüfen und in biologische Bahnen lenken kann!

Insgesamt stehen für die Diagnostik und Therapie z. Z. über 250 Meßpunkte zur Verfügung. Sie liegen zum größten Teil im Kopf-Hals-Bereich und an den Händen und Füßen.

Es gibt Meßpunkte
für alle großen Organe,
für die verschiedenen Gewebssysteme und
für das Gefäß-Nerven- und Lymphsystem.

Praktisch stehen Meßpunkte für alle medizinischen Fachdisziplinen zur Verfügung. Damit ist die Elektroakupunktur keineswegs nur für den Internisten interessant, sondern ebensosehr für den Zahnarzt, HNO-Arzt, Dermatologen, Neurologen usw.

Noch wichtiger erscheint mir die Tatsache, daß für einzelne Meßpunkte sogar eine Beziehung zu ganz bestimmten Organabschnitten gefunden wurde. Dadurch ist mittels Elektroakupunktur eine weitgehende Differentialdiagnose möglich, denn es gibt z. B. für den Darm:

4 Meßpunkte für das Duodenum,
3 Meßpunkte für die einzelnen Dünndarm-Abschnitte und
9 Meßpunkte für die verschiedenen Dickdarm-Bereiche.

Eine noch weitgehendere Differentialdiagnose ist mit Hilfe der an den jeweiligen Meßpunkten auszutestenden Organpräparate und Nosoden möglich (vergleiche Band III).

VI. Die Grenzen der Elektroakupunktur

Wenn man die vorausgegangenen Zeilen liest, könnte der Eindruck entstehen, daß mit der Elektroakupunktur für die Human-Medizin das Ei des Kolumbus gefunden sei. Dem ist natürlich nicht so. Eine der Grundweisheiten der altchinesischen Akupunktur heißt: Es gibt kein reines YIN und kein reines YANG. In unser Denken übersetzt, heißt das: Es gibt nichts Absolutes. Das gilt auch für die Elektroakupunktur. Sie hat beim derzeitigen Stand ihrer Entwicklung wohl die Akupunktur mit Hilfe elektronischer Geräte meßbar gemacht und erlaubt aus den Meßergebnissen weitgehende diagnostische Rückschlüsse, aber das Messen selbst muß man erlernen – mit viel Geduld, denn die Meßpunkte liegen auf der Haut, und diese hat von Patient zu Patient eine sehr unterschiedliche Beschaffenheit (dick, dünn, feucht, trocken usw.), der man sich anpassen muß.

Hier setzt naturgemäß die Diskussion der Kritiker ein, aber man sollte berücksichtigen, daß die Normwerte, z. B. für Blut- oder Urinuntersuchungen, auch nur relative Werte darstellen und daß man z. B. die Auswertung eines EKG-Streifens auch erlernen muß und nicht alle Internisten Gleiches aus dem gleichen Streifen herauslesen – je nach Ausbildungsstand und Übung.

Kurzum:

Einen Nachteil der EAP kann man höchstens darin sehen, daß man ihre diagnostischen und therapeutischen Möglichkeiten nicht anhand einer Bedienungsanleitung erlernen kann, sondern sich intensiv mit dem Thema befassen und intensiv üben muß!

Weitere Hinweise über die Grenzen der Elektroakupunktur:

Es genügt nicht, die Lage der Hautmeßpunkte zu kennen. Man muß sie durch Studium der Akupunktur-Lehre auf der Basis eines gründlichen anatomischen Wissens mit der Physiologie des Organismus kombinieren können.

Die Elektroakupunktur erlaubt eine Diagnostik und Therapie über den Energiehaushalt des Organismus. Wie schon gesagt, kann sie Störungen im Energiehaushalt messen, steuern, korrigieren und beheben. Sie kann aber einen zusammengebrochenen Energiehaushalt nicht ohne weiteres allein wiederaufbauen.

In der Elektroakupunktur-Diagnostik wird mit sehr kleinen bioelektrischen Strömen gearbeitet. Um Fehlmessungen und daraus resultierende Fehlschlüsse zu vermeiden, dürfen Elektroakupunktur-Messungen nur in Räumen vorgenommen werden, die frei von elektrischen Störeinflüssen sind. Näheres darüber wird im Kapitel „Arbeitsplatz“ ausgeführt (vgl. Seite 79).

Elektromagnetische Schwingungen können nach dem MAXWELLschen Gesetz einen Luftraum überbrücken. Daher sollte sich auch der messende Arzt/Zahnarzt in einem möglichst guten bioelektrischen Gleichgewicht befinden, d. h. gut ausgeglichen sein, denn, leidet er selbst an akuten oder an schweren degenerativen Erkrankungen, so können sich seine gestörten bioelektrischen Ströme auf seinen Patienten übertragen und die Messungen zumindest stören. Der Arzt wird durch die EAP somit gezwungen, seine eigene Gesundheit zu kontrollieren.

2. TEIL

Geräte - Zubehör - Arbeitsplatz

Wir bringen zuerst die Beschreibung der Geräte nebst Zubehör und Arbeitsplatz, weil deren Kenntnis eine Voraussetzung für das Verständnis der Diagnose- und Therapiemöglichkeiten ist, welche die Elektroakupunktur bietet.

A. Die Elektroakupunktur-Geräte

Beachtenswertes vor dem Kauf eines Elektroakupunktur-Gerätes

Ein Elektroakupunktur-Gerät ist **kein Zaubergerät, sondern ein Hilfsmittel** für den verantwortungsbewußten Arzt, der das Wechselspiel zwischen Gesundheit und Krankheit energetisch erfassen will, um daraus seine Diagnose zu stellen und eine Therapie einzuleiten, die in Umfang und Wirkung jederzeit kontrollierbar ist.

Man vergesse niemals:

Auch das Elektroakupunktur-Gerät ist wie jedes medizinische Gerät für den Patienten nur so viel wert wie der Arzt, welcher es anwendet.

Der EAP-Arzt muß zwar keine Prüfung ablegen, aber er sollte die EAP nicht mißbrauchen oder durch zu geringe Kenntnis in Mißkredit bringen.

Das wird nicht geschehen, wenn er sich an den Eid des Hippokrates erinnert, den in der Antike jeder Jünger des ASKLEPIOS in feierlicher Form ablegte:

„Ich schwöre, Appollon, den Arzt und Asklepios und Hygiea und Panakeia und alle Götter und Göttinnen zu Zeugen anrufend, daß ich nach bestem Vermögen und Urteil diesen Eid und diese Verpflichtung erfüllen werde:

Den, der mich diese Kunst lehrte, meinen Eltern gleichzuachten, mit ihm den Lebensunterhalt zu teilen und ihn in Not mitzuversorgen. Seine Nachkommen meinen männlichen Geschwistern gleichzustellen und, wenn sie es wünschen, sie diese Kunst zu lehren ohne Entgelt und Vertrag. Ratschlag und Vorlesung und alle übrige Belehrung meinen und meines Lehrers Söhnen mitzuteilen wie auch den Schülern, die nach ärztlichem Brauch durch den Vertrag gebunden und durch den Eid verpflichtet sind, sonst aber niemandem.

Meine Verordnungen werde ich treffen zu Nutz und Frommen der Kranken, nach bestem Vermögen und Urteil. Ich werde sie bewahren vor Schaden und willkürlichem Unrecht. Ich werde niemandem, auch nicht auf eine Bitte hin, ein tödliches Gift verabreichen oder auch nur dazu raten. Ich werde nie einer Frau ein Abtreibungsmittel geben. Auch werde ich den Blasenstein nicht operieren, sondern es denen überlassen, deren Gewerbe es ist.

Welche Häuser ich betrete, ich will zu Nutz und Frommen der Kranken eintreten, mich enthalten willkürlichen Unrechts und jeder anderen Schädigung, auch aller Werke der Wollust an den Leibern von Männern und Frauen, Freien und Sklaven. Was ich bei der Behandlung sehe oder höre oder außerhalb der Behandlung im Leben der Menschen, werde ich, soweit man es nicht ausplaudern darf, verschweigen und als Geheimnis bewahren.

Wenn ich nun diesen Eid erfülle und nicht verletze, möge mir im Leben und in der Kunst Erfolg zuteil werden und Ruhm bei allen Menschen bis in ewige Zeiten. Wenn ich ihn übertrete und meineidig werde, das Gegenteil!“

Welche Elektroakupunktur-Geräte stehen zur Verfügung?

Das erste Elektroakupunktur-Gerät in Deutschland war der KuF-Universal-Diatherapuncteur. Dieses Gerät war ein Netzgerät. Es wurde von der Firma Kraiss und Friz, Stuttgart, hergestellt und geliefert.

Als u. a. W. SCHMIDT, Nürnberg, feststellte, daß zumindest bei empfindlichen Patienten die 50-Hz-Frequenz aus dem Stadtnetz störend wirken kann, kam es zur Konstruktion von netzunabhängigen Geräten, die mit Trocken-Batterien oder mit wiederaufladbaren Akkus betrieben werden können.

Die Verwendung von Transistoren statt Röhren, wie beim Diatherapuncteur, erlaubte ferner den Bau kleinerer, handlicher EAP-Geräte.

Mit dem Bau und Vertrieb von Elektroakupunktur-Geräten befassen sich in Deutschland z. Z. folgende Firmen:

Firma Kraiss und Friz, Neckarstraße 182, 7000 Stuttgart

Firma Pitterling-Electronic, Akademiestraße 5, 8000 München 40

Firma Herbert Jahnke, Breitenbergstraße 4, 8955 Aitrang

Firma Svesa, Elektronische Geräte, Kürnberger Straße 25, 8000 München 70

Forschungsgemeinschaft für Biophysik, FfB, Ostendstraße 161, 8500 Nürnberg

Die „Internationale medizinische Gesellschaft für Elektroakupunktur nach Voll“ hat sich ausschließlich auf die Geräte der Firma Kraiss und Friz und Pitterling festgelegt.

Die „Forschungsgemeinschaft für Bioelektronische Funktions-Diagnostik und Therapie arbeitet mit Jahnke-Geräten.

Die Firmen Svesa und FfB sind unabhängig.

Nach Aufbau und Verwendungszweck kann man die Elektroakupunktur-Geräte wie folgt einteilen:

- Elektroakupunktur-Geräte, welche sowohl Diagnostik als auch Therapie erlauben (= Diagnose/Therapie-Geräte),
- Elektroakupunktur-Geräte, welche nur für die Elektroakupunktur-Diagnostik gebaut sind und keinen Therapieteil haben,
- Elektroakupunktur-Geräte, welche keinen Diagnoseteil besitzen und nur für die Puls-Therapie gebaut wurden,
- Elektroakupunktur-Spezialgeräte mit graphischer Aufzeichnung der Meßwerte,
- Elektroakupunktur-Analgesie-Geräte für Reizstrom auf Akupunkturpunkte. Sie werden in diesem Lehrbuch nicht weiter behandelt.

Die verschiedenen Geräte-Typen

Ohne Anspruch auf Vollständigkeit erheben zu wollen, kann man die EAP-Geräte nach Ausstattung und Kosten wie folgt klassifizieren:

1. Kleine Elektroakupunktur-Geräte
2. mittlere Elektroakupunktur-Geräte
3. große Elektroakupunktur-Geräte

(1.–3.: ausgerüstet für Diagnostik **und** Therapie)

4. reine EAP-Diagnose-Geräte
5. reine EAP-Therapie-Geräte
6. EAP-Spezialgeräte.

Elektroakupunktur-Geräte nach Ziffer 1 bis 4 haben praktisch den gleichen Diagnose-Teil.

Große, mittlere und kleine EAP-Geräte sind daher hinsichtlich ihrer Meßqualität gleich gut geeignet,

- für die Punktmessung,
- für die Medikament-Prüfung,
- für die Medikament-Diagnostik und
- für die Messungen zur Mesenchymreaktivierung.

Die großen, mittleren und kleinen Geräte unterscheiden sich:

- durch die Stromversorgung (Netzanschluß, Akku oder Trocken-Batterien),
- durch die Ausstattung,
- durch den Frequenzbereich im Therapie-Teil,
- durch verschiedenartige Pulse,
- durch die Eichung des Meßgerätes und
- durch den Preis.

1. Die kleinen Elektroakupunktur-Geräte

wie das EAV-Juniorgerät der Firma Pitterling-Elektronic oder das Svesa-Gerät Nr. 1010.

- verfügen über Trocken-Batterien zur Stromversorgung,
- arbeiten nur mit der 10-Hz-Frequenz und
- liefern nur positive und negative Pulse.

2. Die mittleren Elektroakupunktur-Geräte

wie das Svesa-Gerät 1017 der Firma Svesa (Abb. 16) oder
das Theratest der Firma Jahnke (Abb. 22) oder das FfB-Gerät 110 (Abb. 15)

- haben meistens eine Stromversorgung über wiederaufladbaren Akku,
- enthalten teilweise eine akustische Punktsuchhilfe,
- enthalten z. T. eine Automatik zur Leitwert-Therapie und
- arbeiten mit positiven und negativen Pulsen, oder mit Wechselpulsen.

3. Die großen Elektroakupunktur-Geräte

wie der KuF-Universal-Diatherapuncteur der Firma Kraiss und Friz (Abb. 17) oder

das Dermatron-Gerät der Firma Pitterling-Electronic (Abb. 20) oder
das Svesa-Gerät Nr. 1026 (Abb. 21)

- haben eine Stromversorgung über direkten Netzanschluß oder über einen wiederaufladbaren Akku,
- arbeiten mit positiven, negativen und Wechselpulsen,
- erlauben die Einstellung verschiedener Frequenzen zwischen 0,9 und 10 Hz,
- enthalten die Frequenzschaukel und
- besitzen eine Punktsuchvorrichtung.

4. Reine EAP-Diagnose-Geräte

- arbeiten in der Regel mit Trocken-Batterien und
- enthalten keinen Therapieteil.

Sie sind für Ärzte geeignet, welche ausschließlich die Medikament-Testung zur Mesenchymreaktivierung nach VOLL betreiben wollen. Für Zahnärzte sind EAP-Diagnose-Geräte ungeeignet, weil diese zur odontogenen Herd-Diagnostik Reizstrom benötigen, den ein reines Diagnose-Gerät nicht liefern kann.

Ein reines EAP-Diagnosegerät mit Digitalanzeige und Speicher zum Ablesen der Größe des Zeigerabfalls ist der „Analysator“ der Firma Pitterling.

5. Reine EAP-Therapie-Geräte

wie das THE-Ki 74 der Firma Pitterling-Electronic (Abb. 1) sind nur für die Puls-Therapie ausgerüstet.

Reine Therapie-Geräte werden bevorzugt als Zweit-Gerät in der Praxis verwendet, wenn mehrere Patienten mit der Puls-Therapie (vgl. S. 101) behandelt werden sollen, denn bei dieser Therapieart sind keine EAP-Messungen erforderlich, und man benötigt somit keinen Diagnose-Teil.

Das THE-Ki 74 ist ein Netzanschluß-Gerät, welches über eine Frequenzschaukel (FS) verfügt.

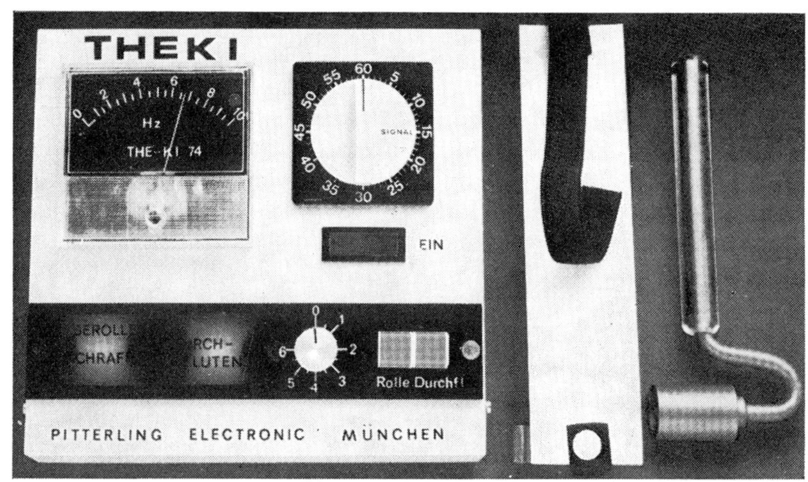

Abb. 1: Das THE-Ki 74

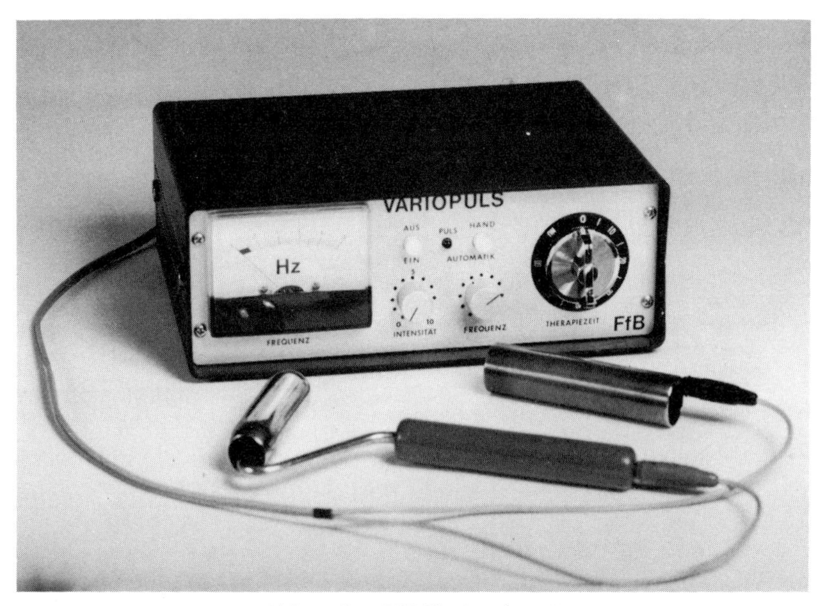

Abb. 2: Das FfB-Variopulsgerät

Ein reines Therapiegerät ist auch das FfB-Variopuls-Gerät*) gemäß Abb. 2. Es bietet die gleichen Therapiemöglichkeiten wie das Theki 74, arbeitet jedoch mit einem neuentwickelten Wechselpuls, bei dem zwischen den beiden Halbwellen gemäß S. 183 eine Ruhepause eingeschaltet ist, wodurch der Therapieeffekt verstärkt wird. Das Variopulsgerät besitzt eine Frequenzschaukel. Vergleiche Seite 98. Zusätzlich kann man jede individuelle Frequenz zwischen 0,9 und 10 Hz einstellen.

Beide Geräte sind als reine Therapiegeräte

geeignet zum	aber nicht geeignet zum
	Punkt-Messung
Berollen	Leitwert-Diagnostik und
Durchfluten	Leitwert-Therapie
Schraffieren und	Quadranten-Diagnostik und
Moxen.	Quadranten-Therapie

Tab. 1

*) Vertrieb: Firma E. Jacob, Kraußstraße 1, 8500 Nürnberg
Firma Dr. H. J. Hänsler, Rosenstraße 3, 7551 Iffezheim

6. EAP-Spezial-Geräte

Zur graphischen Aufzeichnung der Meßwerte wurden relativ kostspielige Geräte auf den Markt gebracht, nachdem eine von KRAMER veranlaßte Kombination des Diatherapuncteur mit einem Linienschreiber der Firma Hartmann und Braun (vgl. Abb. 3) gezeigt hatte, daß dieses erste Elektroakupunktur-Schreibgerät wertvolle Dienste leisten kann:

a) bei der Ausbildung (Punktsuche- bzw. Punktmessungskontrolle) und

b) für wissenschaftliche Zwecke zur Dokumentation durch die automatische Registrierung der Meßwerte.

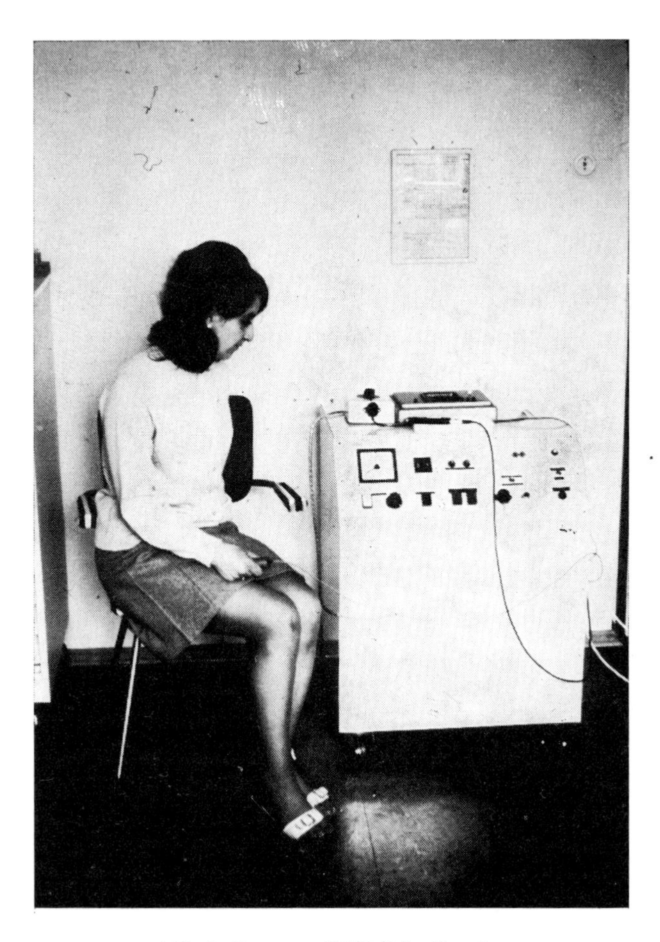

Abb. 3: Das erste EAP-Schreibgerät

Am Markt werden z. Z. angeboten:

a) das EAV-Schreibgerät Nr. 102,

mit automatischer Meßwertaufzeichnung in Kurvenform gemäß Abb. 4a, wird von der Firma Pitterling-Electronic hergestellt,

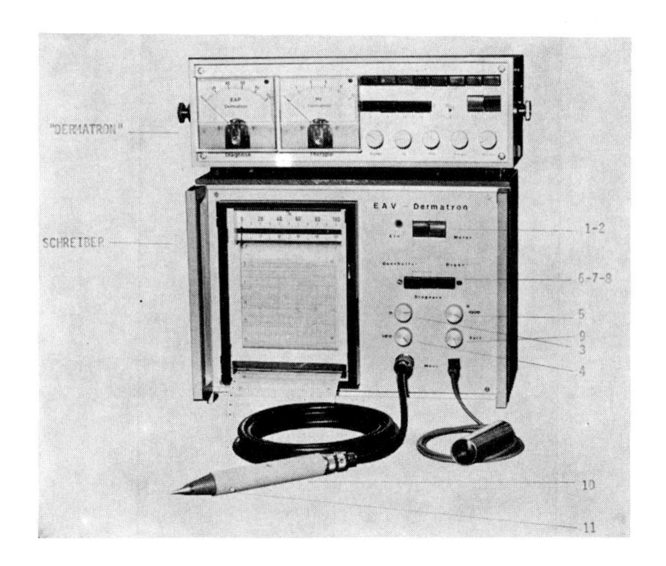

Abb. 4: EAV-Schreibgerät Nr. 102

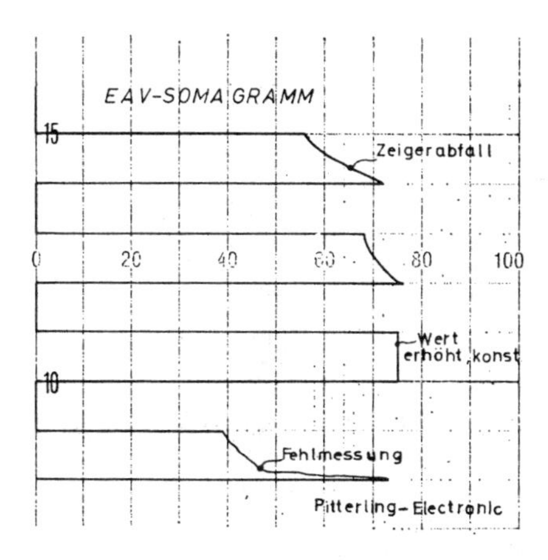

Abb. 4a

b) das EAV-Schreibgerät Nr. 112,

mit simultaner Meßwertaufzeichnung und Druckregistrierung gemäß Abb. 5, wurde von Dr. O. BERGOLD, Campione d'Italia, konzipiert und wird von der Firma Pitterling-Electronic hergestellt.

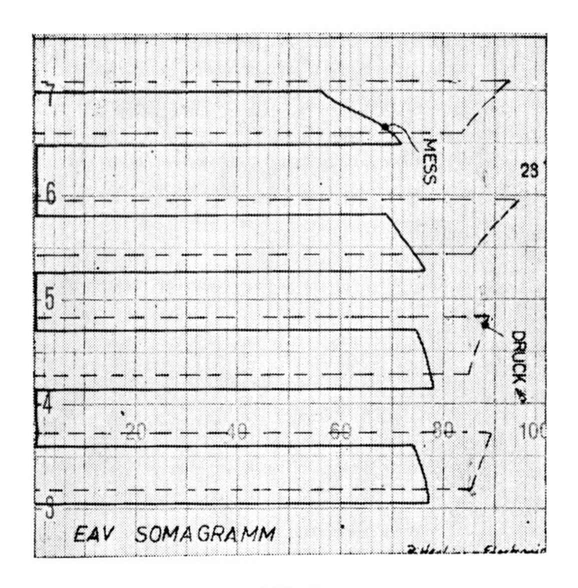

Abb. 5

Für das Schreibgerät Nr. 112 ist ein besonderer Testgriffel mit Druckaufnehmer erforderlich, welcher etwa DM 1000,— kostet.

Die gleichzeitige Aufzeichnung von Meßwert und Druck dürfte für die wissenschaftliche Weiterentwicklung der Elektroakupunktur von großem Nutzen sein, weil Fehlmessungen leichter erkennbar sind.

Über Anschlüsse für handelsübliche Schreiber

verfügen schließlich:

- das EAV-Dermatron-Gerät,
- das EAP-Svesa-Gerät Nr. 1026 und
- das Thera-Test-Gerät.

	Geräte-bezeichnung	Firma	Strom-versor-gung	Dia-gnose-Teil	Therapie-Teil			Punkt-sucher	Quadrant-Diagnostik	Gewicht in kg	Größe			Auto-matischer Umschalter Diagnose — Therapie	Ab-bil-dung
					Fre-quenz-schau-kel	Frequenz-Einstellung zwischen 0,9 und 10,0 Hz von Hand	nur 10,0 Hz				Höhe in cm	Breite in cm	Tiefe in cm		
Große EAP-Geräte	KuF-Universal-Diathera-puncteur	Kraiss u. Friz, Stuttgart	Netz	+	+	+	—	+	—	11,55	31	45	24	—	17
	EAV-Dermatron	Pitterling-Electronic, München	Akku	+	+	+	—	+	+	3,9	11	33	12	+	20
	Svesa-Gerät 1026	Svesa, München	Akku	+	+	+	—	+	—	3,5	21	33	16	+	21
Mittlere EAP-Geräte	Svesa-Gerät 1017	Svesa, München	Batterie	+	—	—	+	—	—	2,0	10,8	12	20	—	16
	Thera-Test-Gerät	Jahnke, Aitrang	Batterie	+	—	—	+	+	+	4,5	20	30	10	+	22
Kleine EAP-Geräte	FfB-Gerät 110	FfB	Akku	+	—	—	+	—	+	1,9	7,0	18,0	18,0	+	56

Tab. 2: Vergleich der verschiedenen EAP-Geräte

Welches Elektroakupunktur-Gerät soll man anschaffen?

Die kleinen und einfachen Elektroakupunktur-Geräte unterscheiden sich in der Regel von den teuren und großen Geräten

- durch die Aufmachung,
- durch eine leistungsfähigere Stromversorgungsanlage und
- durch den Therapieteil.

Der Diagnoseteil ist praktisch bei allen Elektroakupunktur-Geräten gleich!!

Elektroakupunktur-Geräte, welche keinen Therapie-Teil enthalten, sind nur für die Diagnostik geeignet, erlauben also weder die odontogene Herd-Diagnostik mit Reizstrom noch die niederfrequente Puls-Therapie.

Anfänger

werden nicht sogleich viel Geld in teure Geräte investieren wollen. Das ist verständlich und realisierbar, da auch die kleineren Elektroakupunktur-Geräte alles enthalten, was der Anfänger braucht für:

- Leitwert-Messung und Therapie,
- Punktmessung,
- Medikament-Prüfung,
- Diagnostik mit Organpräparaten und Nosoden sowie für die
- Medikamenttestung als Basis von Mesenchymreaktivierungskuren.

Auch die niederfrequente Puls-Therapie ist mit diesen einfachen Geräten möglich, allerdings nur mit der festen Puls-Frequenz von 10 Hz.

Zu den einfachen, aber für den Normalbetrieb gut geeigneten Elektroakupunktur-Geräten gehören z. B.:

- das EAV-Junior-Gerät der Firma Pitterling-Elektronic,
- das Svesa-Gerät Nr. 1017 (Abb. 16) und
- das FfB-Gerät 110.

Fortgeschrittene

werden selten mit einem einzigen Elektroakupunktur-Gerät auskommen. Sie werden ihre Praxis mit einem größeren, allerdings auch kostspieligeren Gerät komplettieren. Dazu werden empfohlen:

1. das EAV-Dermatron-Gerät der Firma Pitterling-Electronic oder
2. das Svesa-Gerät 1026 oder
3. ein Thera-Test-Gerät der Firma Jahnke, Aitrang.

Das in der Regel zuerst angeschaffte Kleingerät übernimmt dann die Funktion des Zweitgerätes und ist von Nutzen für Besuche am Krankenbett oder als Reisegerät für den Urlaub.

Zahnärzte

müssen bei der Gerätewahl darauf achten, daß eine Umschaltmöglichkeit auf 10-Hz-Pulse vorhanden ist, damit sie die odontogene „Herddiagnostik mit Reizstrom" durchführen können. Ansonsten verwenden sie die gleichen Geräte wie die Ärzte. Ein kleines, speziell für Zahnärzte entwickeltes Gerät ist das FfB-Gerät 110.

An Grundlagenforschung Interessierte

sollten darauf achten, daß ihr Elektroakupunktur-Gerät Anschlußmöglichkeiten für einen Schreiber besitzt. Den derzeit fortschrittlichsten Entwicklungsstand hat das Pitterling-EAV-Schreibgerät Nr. 112 erreicht, welches im Auftrag von Dr. Dr. O. BERGOLD für sein „Institut für medizinische Biophysik und Biochemie" in Campione d'Italia entwickelt wurde. Dieses Gerät erlaubt neben der automatischen Registrierung der Meßwerte die gleichzeitige Messung und Registrierung des Druckes, mit welchem der Testgriffel auf den Akupunktur-Punkt aufgesetzt wird (vgl. Abb. 5).

Ärzte und Zahnärzte

die nicht messen, jedoch die niederfrequente Puls-Therapie in ihrer Praxis anwenden wollen, wie sie im 2. Teil dieses Bandes beschrieben wird, benützen mit gutem Erfolg ein reines Therapiegerät. Dieses ist preiswert und vor allem einfach zu bedienen, wie z. B. das FfB-Variopulsgerät.

Hinweis

In der täglichen Praxis hat es sich auch bewährt, daß man am **Diagnoseplatz** ein kleines EAP-Gerät, wie z. B. das FfB-Gerät 110 aufstellt und im Bestrahlungszimmer einen **separaten Therapieplatz** z. B. mit einem THEKI-Gerät ausrüstet. Auf diese Weise blockiert man nicht den EAP-Diagnose-Platz mit Therapiepatienten und erspart sich die Anschaffung von zwei teuren EAP-Geräten.

Der Grundaufbau aller Elektroakupunktur-Geräte

Im Prinzip und in der Anwendung sind alle Elektroakupunktur-Geräte gleich. Auch das auf S. 61 ff. beschriebene Zubehör ist für die meisten Elektroakupunktur-Geräte verwendbar.
Die Elektroakupunktur-Geräte umfassen in der Regel 3 Baugruppen:

1. Stromversorgungs-Anlage,
2. Diagnose-Teil und
3. Therapie-Teil.

1. Die Stromversorgungsanlage

EAP-Geräte verfügen

- entweder über einen **Netzanschluß**, wie z. B. der Diatherapuncteur,
- oder über eine **wiederaufladbare Batterie** (Akku), wie z. B. das Dermatron-Gerät oder das FfB-Gerät 110,
- oder sind für den **Betrieb mit Trocken-Batterien** eingerichtet, wie z. B. das EAV-Junior-Gerät, die Svesa-Geräte oder das Thera-Test-Gerät von Jahnke.

a) Netzanschluß-Geräte

versorgen sowohl den Diagnose- wie den Therapie-Teil mit Strom und sind für den Anschluß an ein Netz von 220 Volt / 50 Hz Wechselstrom ausgerüstet. Bei anderen Netzspannungen muß diese durch einen Transformator mit ca. 100 VA Leistung auf 220 Volt gebracht werden. Gegen Netzspannungsschwankungen verfügt z. B. der Diatherapuncteur serienmäßig über eine Konstantspannungseinrichtung.

Die im Gerät eingebaute Sicherung beträgt 0,5 Ampere. Zur Sicherstellung der Erdung des Gehäuses darf der Diatherapuncteur, wie jedes andere medizinische Gerät, nur an eine Schuko-Steckdose angeschlossen werden.

Geräte mit Stromversorgung über ein Netzanschluß-Gerät sind in der Regel sehr robust im Betrieb.

Nachteile können sein:

- hohes Gewicht (hinderlich für den Transport),
- Übertragung der 50-Hz-Frequenz des Stadtnetzes auf den Patienten und den untersuchenden Arzt, was bei empfindlichen Menschen stören kann.

b) eine wiederaufladbare Batterie

z. B. im EAV-Dermatron-Gerät, erlaubt die völlige Trennung des Gerätes vom Netz. Das verhindert mögliche Störungen durch die 50-Hz-Frequenz des Stadtnetzes bei empfindlichen Patienten.

Dazu ist es allerdings notwendig, daß die wiederaufladbare Batterie (Akku) nachts aufgeladen wird und vor Beginn einer Untersuchung oder einer Therapie mit dem Elektroakupunktur-Gerät auch der Stecker aus der Schuko-Steckdose herausgezogen wird!

c) Betrieb mit Trocken-Batterien

ist möglich bei allen kleinen Geräten. Sie werden dadurch billiger in der Herstellung und vor allem leichter, weil sowohl das Netzanschluß-Gerät als auch der Akku Volumen und Gewicht erheblich vergrößern.

Dennoch sind Batterien praktisch, weil sie genormt und überall erhältlich sind.

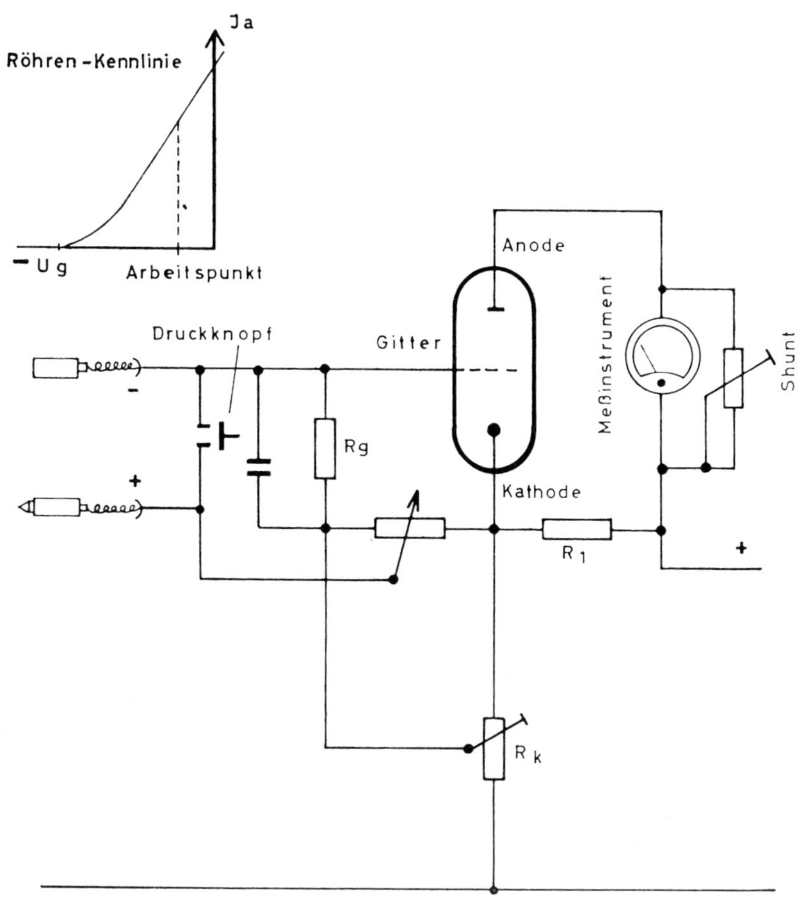

Abb. 6: Prinzip-Schaltbild

2. Der Diagnose-Teil

Eine technische Beschreibung hat Dr. F. WERNER, Stuttgart, im vergriffenen Buchband 9 der Schriftenreihe des Zentralverbandes der Ärzte für Naturheilverfahren e. V. gegeben. Dieser Band erschien 1963 im ML-Verlag. Ein darin auf Seite 16 publiziertes Schaltbild (Abb. 6) läßt erkennen, daß der Diagnoseteil im Diatherapuncteur eine Elektronenröhre (Triode) enthält, welche in den modernen Geräten durch Transistoren ersetzt ist. Der Anodenstrom der Triode wird durch ein Meßgerät mit 1 Milli-Ampère Vollausschlag mit parallelgeschaltetem Widerstand gemessen.

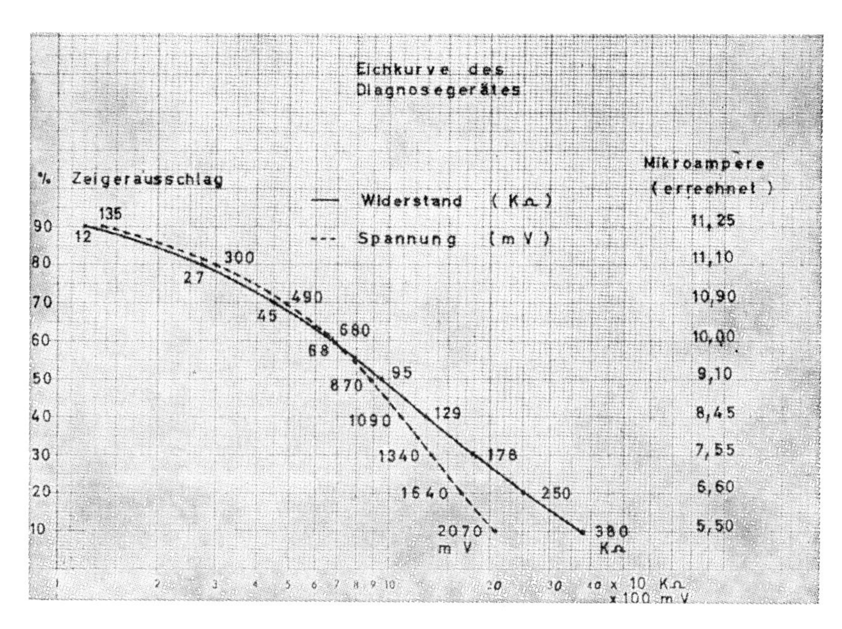

Abb. 7

Der Meß-Strom

des KuF-Diatherapuncteur ist nach Mitteilung des Konstrukteurs ein Gleichstrom mit einer Welligkeit von nicht über 1 % der angelegten Spannung. Er bezeichnet deshalb diesen Strom als technischen Gleichstrom.

Bei einer Gleichspannung von 1 Volt beträgt seine Wechselspannungs-Komponente somit 10 mV.

Die Meß-Spannung,

welche bei der EAP-Messung über die Punktelektrode des Meßgriffels am Akupunktur-Punkt anliegt, liegt etwa zwischen 0,13 und 2 V. Der dabei durch den Körper des Patienten fließende Strom hat eine Größenordnung von 11–5,5 μA. Vergleiche die von Dr. WERNER angegebene Eichkurve für den Diatherapuncteur in Abb. 7. Alle EAP-Geräte der Firmen Kraiss und Friz und Pitterling sollen vergleichbare Werte liefern.

Hinweis

Eigene Versuche haben ergeben, daß der Meß-Strom ohne Beeinträchtigung der Meßergebnisse auf 3—4 μA erniedrigt werden kann. Wegen der daraus resultierenden Vorteile sollte das beim Bau neuer Geräte berücksichtigt werden.

Polung der Elektroden

Beim KuF-Universal-Diatherapuncteur ist die inaktive zylindrische Handelektrode (vgl. Abb. 30) mit dem Gitter der Elektronenröhre verbunden. Da das Gitter eine negative Vorspannung hat, gilt auch die Handelektrode als negative Elektrode. Diese wird am Therapiekabel durch einen schwarzen Bananenstecker gekennzeichnet.

Der Testgriffel ist andererseits indirekt mit der Kathode verbunden und wird folglich zur positiven Elektrode, welche am Testkabel durch einen roten Bananenstecker verdeutlicht wird.

Beachte

Negative Elektrode	= schwarz	= —Pol	= Inaktive Elektrode.
Positive Elektrode	= rot	= +Pol	= Aktive Elektrode.

VOLL hat für seine Messungen als Maßeinheit die „Teilstriche" (Ts) gewählt. Für die Zusammenarbeit mit der Technik und im Hinblick auf wünschenswerte weitere Erkenntnisse wäre es für die Eichung der Skala zweckmäßiger, auf eine naturwissenschaftlich gebräuchliche Maßeinheit überzugehen.

Das Meß-Instrument

der Elektroakupunktur-Geräte ist im Prinzip ein Strommesser mit einer linearen Skalenteilung von 100 Teilstrichen (Ts).
Es entsprechen

Teilstriche Ts	Zeiger-ausschlag	Widerstand in kΩ	Spannung in V	Strom in μA
100	100 %			
90	90 %	12	0,135	11,25
80	80 %	27	0,300	11,10
70	70 %	45	0,490	10,90
60	60 %	68	0,680	10,00
50	50 %	95 wird praktisch gleichgesetzt 100 kΩ	0,870	9,10
40	40 %	129	1,090	8,45
30	30 %	178	1,340	7,55
20	20 %	250	1,640	6,60
10	10 %	380	2,070	5,50
0	0 %			

Tab. 3

Arbeitshypothese der EAP-Messung

Die chinesischen Akupunktur-Punkte liegen auf sogenannten Meridianen (Energieleitbahnen) und unterscheiden sich von der umgebenden Haut u. a. durch einen geringeren elektrischen Widerstand.

Akupunktur-Punkte, welche einen Durchmesser von 2 bis 3 mm haben, kann man als spezifische Pole einer „Batterie" betrachten. Das wird deutlich, wenn man folgenden Versuch durchführt:

Die Pole eines hochohmigen Galvanometers werden mit einer Handelektrode und dem Testgriffel verbunden. Gibt man nun einem Patienten die inaktive Handelektrode in eine Hand und setzt den Testgriffel einmal auf einen Akupunktur-Punkt und das andere Mal auf „neutrale" Haut, so zeigt das Meßinstrument für den Akupunktur-Punkt einen vielfach höheren Ausschlag.

Der Akupunktur-Punkt dürfte also ein gewisses elektrisches Potential besitzen. Dieses Potential kommt offenbar zustande aufgrund einer elektromotorischen Kraft (EMK), die im Körper vorhanden ist und an Akupunktur-Punkten einen entsprechenden Einfluß ausübt. Hierbei gibt es kybernetische Wechselbeziehungen zwischen bestimmten EMK-Werten der Organe bzw. Organabschnitte und den auf den Meridianen liegenden Akupunktur-Punkten.

Gibt man nun auf den Akupunktur-Punkt einen über das Meßinstrument des EAP-Gerätes fließenden Meß-Strom, so muß sich der Körper über den Akupunktur-Punkt mit diesem Meß-Strom auseinandersetzen.

Bei einem gesunden Körper bzw. Organ stellt sich zwischen Meß-Strom des Gerätes und „Reaktion" des Organes ein stabiler Gleichgewichtszustand ein, der einen Zeigerausschlag von etwa 50 Ts verursacht.

Kann der Körper den Meß-Strom nicht voll kompensieren, ist der Zeigerausschlag zunächst nicht stabil und sinkt mehr oder weniger schnell ab, sogar unter 50 Ts. Das ist z. B. dann der Fall, wenn das dem jeweiligen Akupunktur-Punkt zugeordnete Organ degenerativ verändert ist.

Andererseits wird der Zeiger über den Mittelwert hinaus ansteigen, wenn das zugehörige Organ irritiert oder etwa entzündlich verändert ist und so an „seinen" Akupunktur-Punkt ein zu hohes Potential abgibt.

Aber auch hier kann der Zeigerausschlag zumindest unstabil sein und bei bereits vorhandenem degenerativen Geschehen wieder unter den Normwert abfallen (Zeigerabfall).

Bei der *Leitwertmessung* mit großflächigen Elektroden (vgl. Seite 147) messen wir „Widerstand" und Gesamt-Reaktions-EMK von größeren *Körperbereichen* gegen den Meß-Strom.

Bei der *Punktmessung* mit dem Testgriffel messen wir den „Widerstand" der Leitungsbahnen und die Reaktions-EMK des dem jeweiligen Akupunktur-Punkt über die Meridiane *zugeordneten Organs* gegen den Meß-Strom.

Wir haben es also nicht mit einer reinen Widerstandsmessung zu tun, sondern messen neben den „Leitungswiderständen" eine entsprechende Reaktions-EMK, die von den Organen her den Akupunktur-Punkten zuzuordnen ist.

Bisher wurde in der EAP lediglich von „Widerstandsmessungen“ berichtet. Diese Definition ist im Grunde für einen so komplexen Meßvorgang, wie er an kybernetischen Körperregelkreisen durchgeführt wird, zu einfach.

Der Gesamtwiderstand besteht vielmehr aus

- dem Innenwiderstand des EAP-Gerätes einschließlich Meßinstrument,
- den Übergangswiderständen Elektrode/Hand mit Polarisationseffekt,
- den Widerständen der eigentlichen Leitungsbahnen im Körper hin zum Organ mit entsprechenden Nebenschlußwiderständen (und somit auch entsprechenden Nebenschlußwirkungen in bezug auf andere Organe) und
- *dem eigentlichen Reaktionswiderstand* des dem Akupunktur-Punkt zugeordneten Organes mit durch den Reizstrom hervorgerufenem EMK-Anteil, als Antwort des Organs auf den Meßvorgang.

Die EAP-Ärzte als interessierte Pragmatiker können einstweilen mit den vorliegenden Erfahrungswerten, recht gut arbeiten.

Es dürfte jedoch in absehbarer Zeit gelingen

- durch Verbesserung der Elektroden,
- durch Verbesserung der Geräte und
- durch Verbesserung der Meßtechnik

den Gesamt-Meßkreis besser in den Griff zu bekommen.
Vergleiche dazu die Hinweise in den „Schlußbetrachtungen“ dieses Bandes.

3. Der Therapie-Teil

WERNER*) hat den grundsätzlichen Aufbau des Therapie-Teils seines Diatherapuncteur in einem Schaltbild gemäß Abb. 8 dargestellt. Danach enthält der Therapie-Teil einen Puls-Generator. Dieser liefert niederfrequente positive bzw. negative und Wechsel-Pulse mit einer wählbaren Frequenz von 0,9–10 Hz.

Diese verschiedenen Pulse werden nach Größe bzw. Preisklasse des EAP-Gerätes abgegeben:

a) mit fester Frequenz von 10 Hz,

b) mit individuellen Frequenzen von 0,9–10 Hz oder

c) mit variabler Frequenz als Frequenzschaukel zwischen 0,9 und 10 Hz.

*) Vergleiche Buchband 9, erschienen im ML-Verlag, Uelzen, in der Schriftenreihe des Zentralverbandes der Ärzte für Naturheilverfahren, Seite 23.

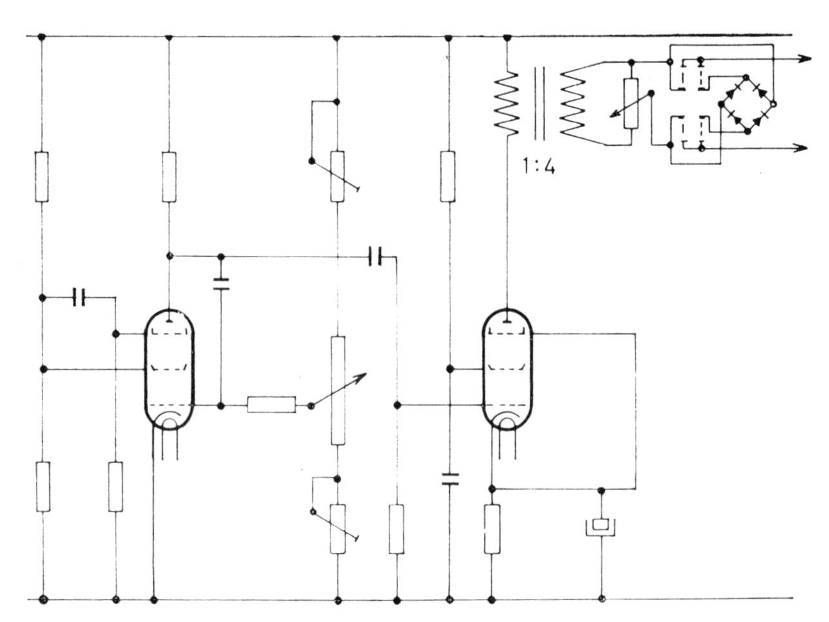

Abb. 8: Prinzipschaltbild des Therapiegerätes

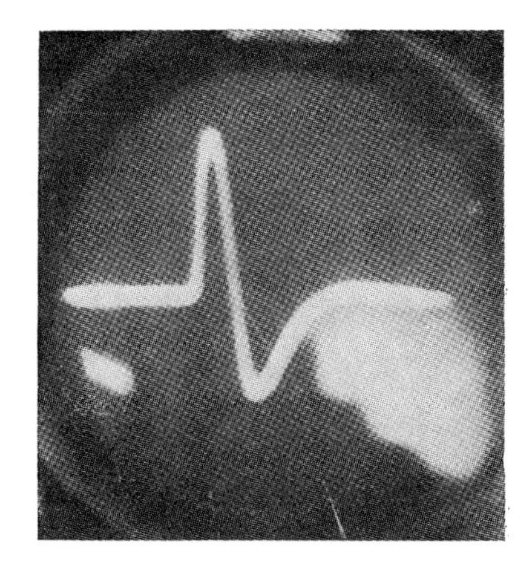

Abb. 9: Wechsel-Puls

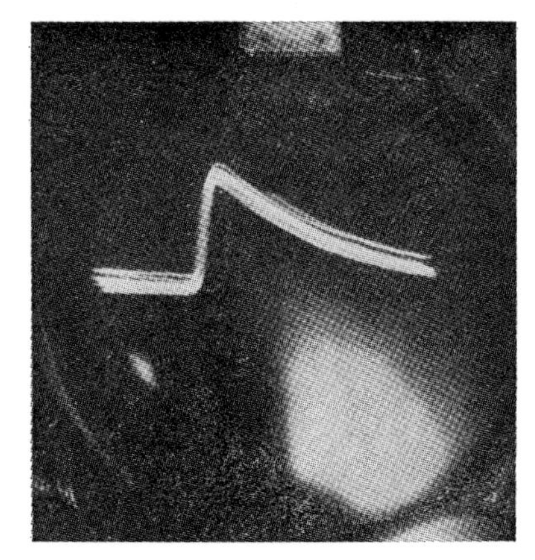

Abb. 10: Positiver Puls

Die Therapie mit niederfrequenten Pulsen ist in einem besonderen Kapitel (vgl. Seite 89 ff.) ausführlich dargestellt, so daß sich weitere Erläuterungen an dieser Stelle erübrigen.

Beachte

Der von den Elektroakupunktur-Geräten gelieferte Strom wird ebenso wie die mit ihm praktizierte Therapie nicht einheitlich bezeichnet.
Bisher hat man folgende Begriffe nebeneinander gebraucht:

NF = Niederfrequenz-Therapie oder Therapie mit Strömen im Niederfrequenzbereich oder Kippschwingungs-Therapie oder Impuls-Therapie.

Die niederfrequenten Ströme werden in der EAP-Literatur ferner je nach Kurvenform unterschiedlich und verwirrend bezeichnet*):

a) als Impuls-Strom-Therapie oder Impuls-Therapie,

b) als Wechsel-Kippschwingung oder Aufbau,

c) als positive gleichgerichtete Kippschwingung oder positiver Sägezahn oder Aufbau,

d) als negative gleichgerichtete Kippschwingung oder negativer Sägezahn oder Pseudo-Aufbau.

Wir wollen uns im Interesse aller an der EAP interessierten Personen, wie z. B. Mediziner, Zahnärzte, Biologen, Pharmazeuten, Physiker usw., mit unseren Bezeichnungen richten nach DIN 5488. Diese Bezeichnungen sind eindeutig, klar und leicht verständlich. Vergleiche Abb. 11–14.

Grundsätzlich werden im Therapieteil also *niederfrequente Strom-Pulse* erzeugt und abgegeben:

- als Festfrequenz von 10 Hz,
- als einstellbare Frequenz oder
- als Frequenzschaukel.

Dabei kann man zwischen 3 Pulsformen wählen:

a) Wechsel-Pulse (WP), früher Wechselkippschwingungs-Impuls oder Aufbau,

b) positive Pulse (PP), früher positive gleichgerichtete Kippschwingung oder positiver Sägezahn oder Abbau,

c) negative Pulse (NP), früher negative gleichgerichtete Kippschwingung oder negativer Sägezahn oder Pseudo-Aufbau.

---

*) Vgl. WERNER / VOLL: „Elektroakupunkturfibel“, Auflage 1975, Seite 25, ML-Verlag, Uelzen.

	Zeitabhängige Größen Benennungen der Zeitabhängigkeit	DIN 5488

Time dependent quantities, terms for the time dependency

Die für zeitabhängige Größen benutzten Formelzeichen stellen nur Beispiele dar; über die verschiedenen Möglichkeiten siehe DIN 5483.

Nr	Benennung und Bild	Erklärung und Bemerkungen
1	**Gleichbleibender Vorgang, Gleichvorgang** 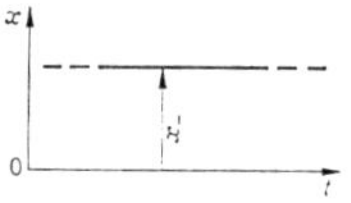	Ein Vorgang, dessen Augenblickswert x_- zeitlich konstant ist. Beispiele: Gleichbleibende Temperatur, gleichbleibende Geschwindigkeit, Gleichkraft, Gleichspannung, Gleichstrom. In der Elektrotechnik spricht man auch dann von Gleichspannung und Gleichstrom, wenn dem konstanten Wert kleine, für die beabsichtigte Wirkung unwesentliche Schwankungen überlagert sind, oder wenn der Wert selbst, z. B. in einem Starkstromnetz infolge von Belastungsschwankungen, zeitlich schwankt.
2	**Periodischer Vorgang, periodische Schwingung** 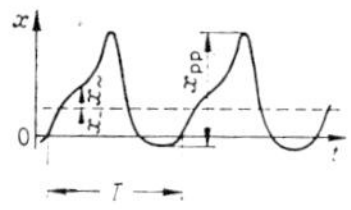	Ein Vorgang, dessen Augenblickswert x einen periodischen Zeitverlauf hat: $x(t + nT) = x(t)$; n jede beliebige ganze Zahl; T Periodendauer (kürzester Zeitabschnitt, nach welchem der Vorgang sich periodisch wiederholt); $f = \frac{1}{T}$ Frequenz. Der periodische Vorgang läßt sich darstellen als Summe eines Wechselvorgangs nach Nr 2.1 und eines Gleichvorgangs nach Nr 1: $x = x_{\sim} + x_-$. x_- ist der zeitliche lineare Mittelwert. Die Differenz x_{pp} zwischen dem Größtwert und dem Kleinstwert nennt man Schwingungsbreite (Schwankung). Beispiele: Periodische Bewegung, periodische Geschwindigkeit, periodische elektrische Spannung, periodischer elektrischer Strom. Periodisch zeitabhängige elektrische Spannungen und Ströme mit Gleichanteil werden in der Starkstromtechnik auch Mischspannungen und Mischströme genannt (siehe DIN 40110).

Ausschuß für Einheiten und Formelgrößen (AEF) im Deutschen Normenausschuß (DNA)

Abb. 11

Nr	Benennung und Bild	Erklärung und Bemerkungen
2.1	**Wechselvorgang, Wechselschwingung*), in der Akustik: Klang** *) Meist ist diese Wechselschwingung gemeint, wenn von „Schwingung" schlechthin gesprochen wird; aber auch andere Vorgänge werden Schwingungen genannt, siehe Nr 4.3 und DIN 1311 Blatt 1, Ausgabe Mai 1939 x, Abschnitt 3.	Ein Vorgang, dessen Augenblickswert $x_\sim$ einen periodischen Zeitverlauf mit dem linearen Mittelwert Null hat: $x_\sim(t + nT) = x_\sim(t); \quad \int_{t_0}^{t_0+T} x_\sim \cdot dt = 0;$ t_0 beliebiger Zeitpunkt. Beispiele: Wechselausschlag, Wechselbeschleunigung, Wechselkraft, Schwingung eines Pendels, elektrische Wechselspannung, elektrischer Wechselstrom.
2.2	**Sinusvorgang, Sinusschwingung*), in der Akustik: Ton** *) früher auch harmonische Schwingung genannt	Ein Wechselvorgang, dessen Augenblickswert x sinusförmig mit der Zeit verläuft: $x = \hat{x} \cdot \sin(\omega t + \varphi);$ $\hat{x}$ Scheitelwert, Amplitude; $\tilde{x} = \frac{\hat{x}}{\sqrt{2}}$ Effektivwert; $\omega = 2\pi f = \frac{2\pi}{T}$ Kreisfrequenz; φ Nullphasenwinkel. Beispiele: Sinusausschlag, elektrischer Sinusstrom. Bei zwei zusammenwirkenden Sinusvorgängen gleicher Frequenz wird die Differenz der Nullphasenwinkel φ_1 und φ_2 Phasenverschiebungswinkel (kurz: Phasenverschiebung) genannt. Beispiele: Phasenverschiebung zwischen Kraft und Ausschlag, zwischen elektrischer Spannung und elektrischem Strom.

Abb. 12

Diese einfachen Begriffe:

- Wechsel-Puls (WP),
- positiver Puls (PP) und
- negativer Puls (NP),

ersetzen alle unterschiedlichen Begriffsbestimmungen eindeutig und klar.

Der Wechsel-Puls hat eine die Richtung wechselnde Amplitude,
der positive Puls hat eine positive Amplitude, und
der negative Puls hat eine negative Amplitude.

Je nach Puls-Frequenz ist das Verhältnis von der Dauer eines Impulses zur Pause (Totzeit), ehe sich dieser Vorgang periodisch wiederholt, unterschiedlich groß. Siehe Auszug aus DIN 5488, Abb. 14.

Nr	Benennung und Bild	Erklärung und Bemerkungen
5.1	**Einseitiger Impuls, Stoß** 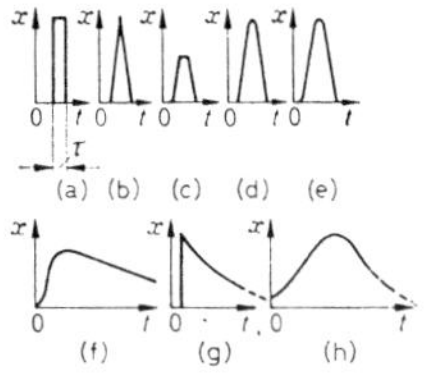	Ein Impuls, dessen Augenblickswert während der gesamten Dauer keinen Richtungswechsel erfährt. Der einseitige Impuls kann, wenn Verwechslungen ausgeschlossen sind, auch kurz Impuls genannt werden; auch die Benennung nach der Kurvenform ist üblich: Rechteckimpuls (a), Dreieckimpuls (b), Trapezimpuls (c), Sinusimpuls (d), Sinusquadratimpuls (e), ungleich an- und abklingender Impuls (f), Exponentialimpuls (g), Gauß-Impuls, d. h. Impuls mit der Kurvenform nach der Gaußschen Fehlerverteilungskurve (h). Beispiel aus der Hochspannungstechnik: Stoßspannung (Verlauf etwa nach Bild f; siehe VDE 0433, Teil 3/4. 66, Bild 1a).
5.2	**Zweiseitiger Impuls, Wechselimpuls, in der Akustik: Knall** 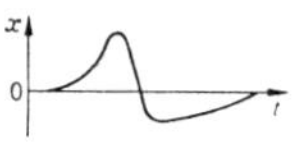	Ein Impuls, dessen Augenblickswert während der gesamten Dauer einen Richtungswechsel erfährt, wobei die Gesamtfläche zwischen Kurve und Zeitachse Null sein soll; der zweiseitige Impuls kann als Differentialquotient des einseitigen Impulses betrachtet werden.

Abb. 13

Nr	Benennung und Bild	Erklärung und Bemerkungen
6	**Puls, Pulsvorgang, periodische Impulsfolge, in der Akustik: Impulsklang** 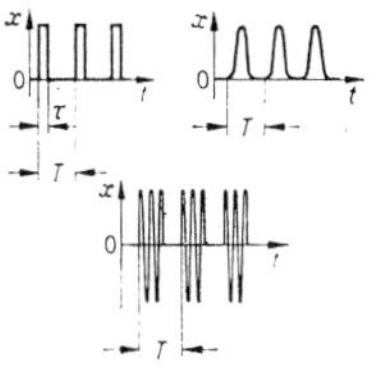	Ein periodischer Vorgang mit der Periodendauer T, der aus einer Folge von gleichen Impulsen (siehe Nr 5) besteht. $f = \frac{1}{T}$ Pulsfrequenz; τ Impulsdauer (siehe Nr 5). Häufig wird bei der Benennung der Pulse auch auf die Form der Impulse Bezug genommen, z. B. Rechteckpuls, Dreieckpuls, Sinuspuls, Sinusquadratpuls (siehe Nr 5.1), Schwingungspuls (siehe Nr 5.3). Beim Rechteckpuls heißt $\frac{\tau}{T}$ Tastgrad, $\frac{T}{\tau}$ Tastverhältnis (siehe DIN 45402 Blatt 1). Beispiel: Elektrische Pulsspannung.

Abb. 14

Beachte

Die positiven und negativen Pulse haben einen Gleichstrom-Anteil, der u. a. von der Höhe der Amplitude (Intensität) abhängig ist. Dieser Gleichstromanteil spielt für die Begriffe „Abbau" und „Aufbau" offenbar eine maßgebende Rolle. Er kann bei den bekanntgewordenen Kurvenformen der EAP-Geräte bis zu 30 % der Amplitudenwerte betragen.

Kurze Beschreibung einiger bekannter EAP-Geräte

Nachfolgend sollen einige charakteristische Vertreter der verschiedenen Elektroakupunktur-Geräte ohne Anspruch auf Vollständigkeit in Wort und Bild vorgestellt werden. Einzelheiten möge man den Prospekten entnehmen, welche die Herstellerfirmen auf Anforderung zur Verfügung stellen.

a) Das FfB-Elektroakupunkturgerät 110

ist als Diagnose- und Therapiegerät*) für die tägliche Praxis gebaut. Wegen seines geringen Gewichtes und seiner kleinen Maße von 18,0 × 7,0 × 18,0 cm ist es auch für die Mitnahme an das Krankenbett geeignet und als Reisegerät verwendbar durch ein strapazierfähiges Gehäuse.

Für das FfB-Gerät 110 lassen sich die Zubehörteile anderer EAP-Geräte verwenden. Neben dem bekannten Sechsfachstecker werden für die Elektrodenanschlüsse normale Bananenstecker verwendet. Der Therapieteil des FfB-Gerätes 110 arbeitet direkt mit Netzstrom.

Der Diagnoseteil besitzt einen leistungsfähigen wiederaufladbaren NC-Akku, über den eine Trennung vom Netz und auf diese Weise störungsfreie EAP-Messungen sichergestellt sind. Das FfB-Gerät 110 besitzt als Meßstrom einen Gleichstrom in der biologischen Größenordnung von etwa 6 Mikroampère.

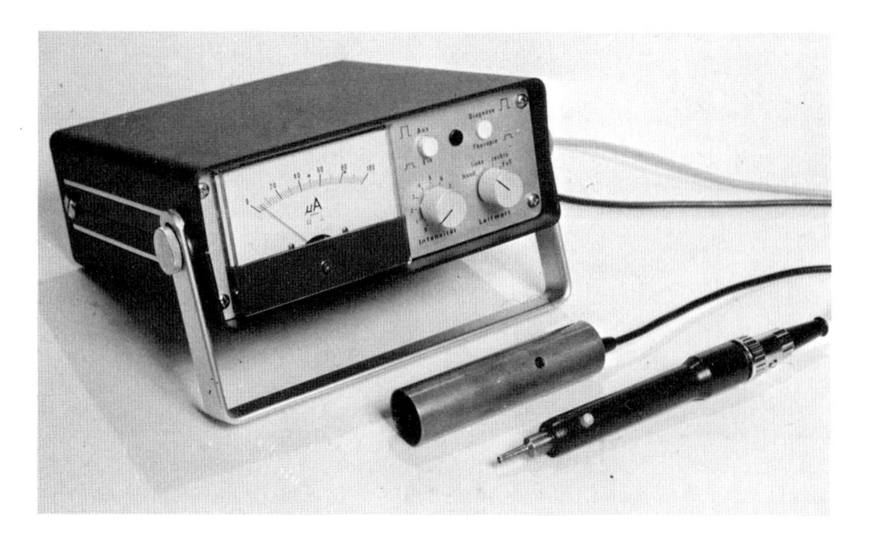

Abb. 15

*) Lieferant: E. Jacob, Kraußstr. 1, 8500 Nürnberg
und Dr. J. Häusler, Rosenstr. 5, 7551 Iffezheim

b) Das EAP-Gerät Svesa 1017

gehört in die Klasse der mittleren EAP-Geräte. Es wird von der Firma Svesa, München, gebaut und geliefert. Seine handlichen Maße von 12 x 13 x 20 cm sowie sein geringes Gewicht von ca. 3,3 kg haben bereits zu größeren Stückzahlen geführt.

Alle Elektroden-Anschlüsse entsprechen der Norm, so daß dieses, wie alle anderen Svesa-Geräte, für die gesamte Elektroakupunktur-Diagnostik

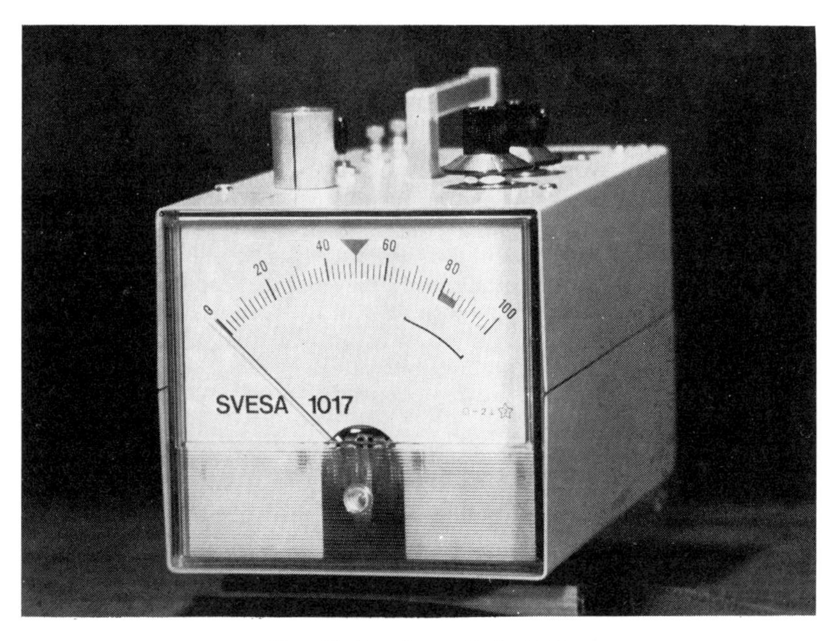

Abb. 16: Das Svesa-Gerät 1017

und -Therapie verwendbar ist. Der Betrieb des Svesa 1017 erfolgt mit handelsüblichen Batterien.

Der Diagnoseteil hat im Vergleich mit den übrigen Elektroakupunktur-Geräten ein genaueres Meß-Instrument. Auch ist die Ableseskala sehr übersichtlich, was die Ablesung der Werte erleichtert. Zusätzlich sind Kenn-Marken für den Punkt-Normwert 50 und für den Leitwert-Normbereich 80–85 angebracht.

Der Therapie-Teil liefert positive und negative Pulse, deren Intensität bei neueren Geräten so weit gesteigert wurde, daß nicht nur Berollen und Durchfluten, sondern auch Schraffieren und Moxen (vgl. Seite 108) möglich ist.

c) Der KuF-Universal-Diatherapuncteur

war das erste deutsche Elektroakupunktur-Gerät (vgl. Seite 28) und gehört zu den großen EAP-Geräten. Vorteilhaft sind die große Meß-Skala von 270°, seine robuste Bauweise, sein geringer Stromverbrauch und seine geringe Wartung. Nachteilig können sein:

- Hohes Gewicht,
- Belastung durch 50-Hz-Frequenz aus dem Netz und
- Röhrenbestückung statt Transistorisierung.

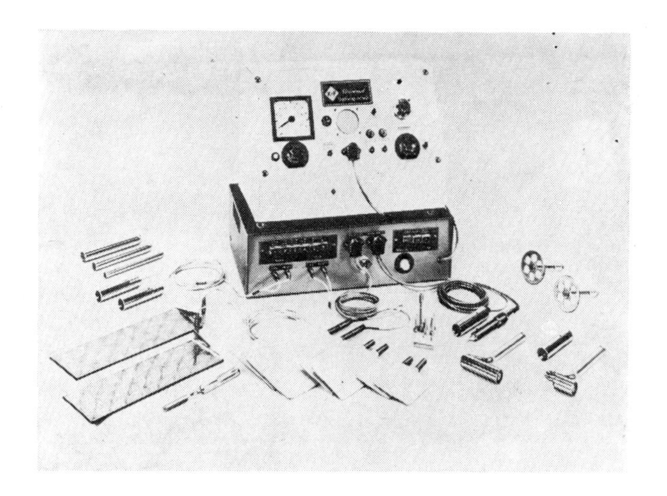

Abb. 17: Der KuF Universal-Diatherapuncteur auf dem Kombigerät mit Zubehör

Das Gerät wird geliefert:

1. In Pultbauweise, vgl. Abb. 17,
2. in Kastenbauweise zum Einbau,
3. in Kompaktbauweise als sogenannter „Liliput“-Diatherapuncteur und
4. als „Liliput-Diatherapuncteur TT“ (= *t*ransistorisiert und *t*ragbar).

Technische Daten des Diatherapuncteur (Angaben vom Hersteller):

Anschluß-Spannung	220 V / 50 Hz
Sicherung am Gerät	0,5 A
Spannungskonstanthaltung	± 10 %
Frequenzbereich des Therapie-Teils	0,9—10 Hz
Transformatorleistung für einen Zusatztrafo bzw. Konstanthalter	ca. 100 VA
Strom-Verbrauch	46—58 W
Der Meß-Strom des Diagnose-Teils beträgt bei 50 Teilstrichen:	9×10^{-6} A bei 1—2 μW und ca. 1 V
Die Intensität des Therapie-Stromes beträgt unter Belastung mit einem Widerstand von 30 kΩ:	bei 1 Skalenteil = 100 Millivolt bei 35 Skalenteilen = 5 V bei 70 Skalenteilen = 14 V

Zusatzgeräte für den Diatherapuncteur

Zur Erleichterung der Arbeit mit dem Diatherapuncteur sind im Lauf der Zeit mehrere Zusatzgeräte entwickelt worden wie:

- Automatischer Umschalter,
- Narben-Reizgerät und
- Kombigerät.

Hinweis

Der „automatische Umschalter", das Narbenreizgerät und das Kombigerät sind nur zusammen mit dem Diatherapuncteur verwendbar. In modernen EAP-Geräten sind die Zusatzgeräte vielfach serienmäßig eingebaut.

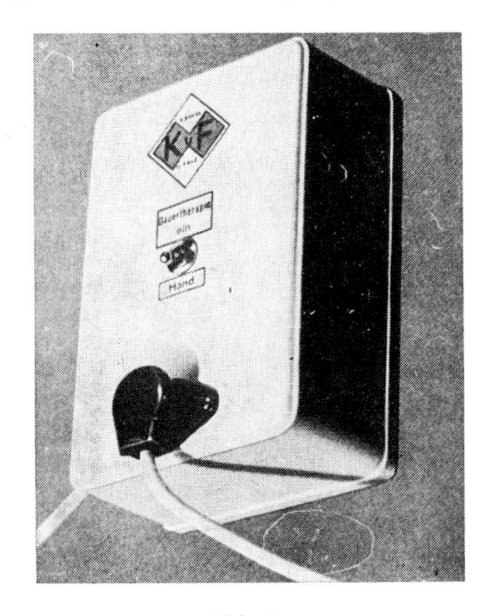

Abb. 18

Der „automatische Umschalter" (Abb. 18)

dient zur Intervall-Kontrolle der Therapie mit niederfrequenten Pulsen. Der automatische Umschalter kann als Zusatzgerät bezogen werden. In das Kombigerät wurde er serienmäßig eingebaut (vgl. Seite 54). Der automatische Umschalter arbeitet nur, wenn der Schalter am Diatherappuncteur von „Therapie" auf „Diagnose" gestellt ist und der Schalter am automatischen Umschalter von „Diatherapuncteur" auf „Messen" umgelegt wird. Alsdann kann man im rhythmischen Wechsel nach 6 Sekunden Therapiezeit für 3 Sekunden an der Skala (Abb. 17) des Diatherapuncteur den Meßwert ablesen.

Der „automatische Umschalter" ist im EAV-Dermatron-Gerät serienmäßig eingebaut.

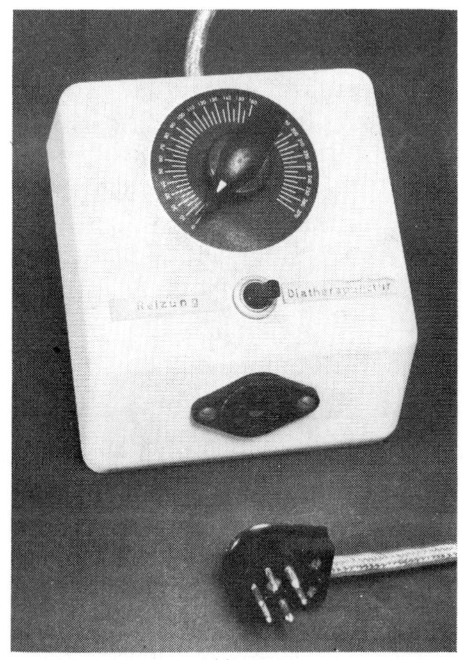

Abb. 19

Das Narben-Reizgerät (Abb. 19)

dient zur Diagnostik von Narbenstörfeldern. Es erzeugt eine von 0–210 Volt regelbare 50-Hz-Wechselspannung. Bei einem Störfeld in einer Narbe gibt der Patient ein „Brennen" an, wenn man den Testgriffel über die Störstelle führt.

Beachte, daß eine Narbe nicht in ihrer ganzen Länge als Störfeld wirkt, sondern oft nur eine oder mehrere kleine Stellen im Verlauf der Narbe als Störfeld in Betracht kommen. Für den Elektroakupunktur-Arzt sind das jene Stellen, wo der Energiefluß gestört ist.

Zum Betrieb wird das Reizgerät an der Sechsfachsteckdose des Diatherapuncteur und das Diagnosekabel mit Testgriffel am Reizgerät angeschlossen. Das Narbenreizgerät wird also zwischen Testgriffel und Diatherapuncteur geschaltet.

Zur Suche eines Narbenstörfeldes wird zuerst die Wechselspannung auf 0 gestellt und dann langsam höhergedreht. Dabei wird die in den Testgriffel eingeschraubte Punktelektrode mit jeder Verstärkung der Wechselspannung langsam mit leichtem Druck über den gesamten Narbenbereich geführt. Bei genügender Stromintensität gibt der Patient zuerst im Bereich des meistens eng umschriebenen Narbenstörfeldes ein leichtes Brennen an. Im energetisch nicht gestörten Narbenbereich wird dieses Brennen erst wahrgenommen, wenn man die Stromintensität weiter erhöht.

Ein Narbenstörfeld ist also durch eine deutlich erhöhte Empfindlichkeit gegen die angelegte Wechselspannung lokalisiert. Neuraltherapeuten werden an dieser Stelle eine Quaddel z. B. mit Impletol setzen.

Das Kombigerät

In diesem sind „kombiniert“ untergebracht (vgl. Abb. 17):

a) der bereits erwähnte „automatische Umschalter“,
b) das ebenfalls bereits erwähnte Narbenreizgerät und
c) ein besonderer Schaltteil.

Am Schaltteil können zwei zylindrische Handelektroden und 2 Fußelektroden angeschlossen werden. Diese sind im Schaltteil so miteinander verbunden, daß man über 4 Schalter alle 4 Ableitungen für die „Quadrantenmessung“ durchmessen kann.

d) Das EAV-Dermatron-Gerät

Ein vielverwendetes Elektroakupunktur-Gerät ist das EAV-Dermatron-Gerät. Es wird von der Firma Pitterling-Elctronic hergestellt und vertrieben. Es ist volltransistorisiert und mit einer wiederaufladbaren Batterie versehen.

Aus Sicherheitsgründen arbeitet das Gerät – gleichgültig, ob bei Netzbetrieb oder bei reinem Batteriebetrieb – entkoppelt vom Netz über die Batterie, welche kontinuierlich nachzuladen ist.

Bei voller Aufladung kann 20 Stunden therapiert werden. Für reinen Diagnosebetrieb reicht eine Volladung bis zu 100 Stunden.

Bei gänzlich entladener Batterie dauert das Aufladen ca. 15 bis 20 Stunden. Die Batterietype und die Geräteauslegung sind so abgestimmt, daß eine Überladung selbst bei zu langer Ladezeit nicht stattfinden kann.

Das Eichen wird sowohl bei 0 als auch bei 100 Teilstrichen durchgeführt. Da das Gerät 3fach elektronisch stabilisiert ist, bleibt die Eichung im Normalbetrieb über lange Zeit konstant. Sollte sich beim Eichen der Wert 100 nicht mehr erreichen lassen, ist dies ein Zeichen dafür, daß die Batterie entladen ist und Aufladung erfolgen muß.

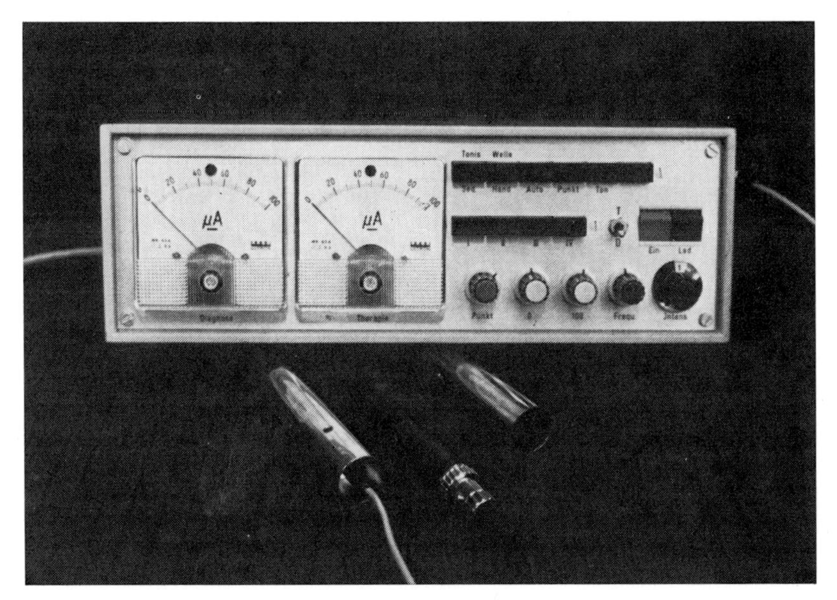

Abb. 20

Das Dermatron-Gerät hat zwei Meß-Instrumente:

a) Für die Diagnose ein Meß-Gerät mit linearer Skaleneinteilung (100 Ts),

b) für die Therapie ein Frequenz-Meß-Gerät zur Einstellung der gewünschten Frequenzen.

Der Therapieteil des Dermatron liefert

- negative Pulse,
- positive Pulse und
- Wechsel-Pulse

als Festfrequenz oder in Form der Frequenzschaukel.

Die Einstellung der Puls-Frequenz erfolgt mittels Drehknopf, welcher mit „Frequenz“ bezeichnet ist. Das Therapie-Anzeigeinstrument zeigt die eingestellte Frequenz an. Der Bereich erstreckt sich von 0,9–10 Hz. Die Stellung des Zeigers bei 4 würde z. B. 4,0 Hz entsprechen.

Soll das Dermatron-Gerät nur die eingestellte Frequenz liefern, ist die Taste „Hand“ zu drücken. Befindet sich die gleiche Taste in ungedrückter Stellung „WS“, verändert sich die Frequenz automatisch von 0,5–10 Hz. Dieser Frequenzbereich wird innerhalb von 3 Minuten durchfahren.

Für die Frequenzschaukel ist kein mechanischer Motor eingebaut wie beim KuF-Diatherapuncteur; vielmehr erfolgt das Durchfahren des Frequenzspektrums zwischen 0,9 und 10 Hz mittels elektronischer Schaltung.

Die Intensität läßt sich mit einem Drehknopf regulieren, der mit „Intens.“ gekennzeichnet ist. Volle Intensität entspricht der Drehknopfeinstellung 10. Soll die Therapie akustisch überwacht werden, ist die mit „Ton“ bezeichnete Taste zu drücken. Je nach Intensität und Frequenz können die ausgesendeten Pulse durch den Ton wahrgenommen werden, denn dieser ändert seine Lautstärke und seine Höhe entsprechend.

Umschalten von Diagnose auf Therapie

Soll wechselweise diagnostiziert und therapiert werden, läßt sich das beim Dermatron *automatisch* erreichen, wenn die Taste „Autom." gedrückt und gleichzeitig der kleine Hebel von „T" (= Therapie) auf „D" (= Diagnose) umgestellt wird. Soll auf Therapie mit dem Knopf im Griffel umgeschaltet werden (z. B. beim Moxen), so ist der Kippschalter ebenfalls auf „Diagnose" zu stellen. Allerdings kann mit dem Griffelknopf nur von „Diagnose" auf „Therapie" umgeschaltet werden, wenn sich der Kippschalter „Autom." in nicht gedrückter Stellung befindet.

Die Ableitungs-Messungen

werden durch 4 spezielle Drucktasten erleichtert, welche entsprechend den 4 Ableitungen mit römisch I–IV beschriftet sind.
Es bedeuten:
I = Ableitung Hand – Hand
II = Ableitung linke Hand – linker Fuß
III = Ableitung rechte Hand – rechter Fuß
IV = Ableitung Fuß – Fuß
Näheres siehe Seite 161.

Punktsuche

Eine Besonderheit des EAV-Dermatron-Gerätes ist der serienmäßig eingebaute Punktsuchteil. Damit lassen sich Akupunktur-Punkte genau orten, wenn die Taste „Punkts." gedrückt und der kleine Kippschalter in die Stellung „Diagnose" gebracht wird. Im Punktsuchbetrieb wird das gleiche Anzeigeinstrument wie bei der Diagnose verwendet. Der linke mit „Punkts." bezeichnete Drehknopf ist so zu stellen, daß der Zeiger bei einem genau georteten Akupunktur-Punkt Vollausschlag, also 100, zeigt. Für das Punktsuchen wird ein spezielles Elektrokabel verwendet.

Schreiberanschluß

Es besteht die Möglichkeit, mit dem Dermatron einen Schreiber zu betreiben. Die Messungen können damit dokumentarisch festgehalten werden, und zwar nicht nur der höchste Meßwert, sondern auch der Zeigerabfall. Dies kann für spätere Vergleichsmessungen sehr wertvoll sein. Ein für dieses Verfahren speziell entwickelter Schreiber wird über ein Steuerkabel mit dem Gerät über eine dafür vorgesehene Buchse an der Rückseite verbunden. Zusätzlich ist die mit „Schreiber" beschriftete Drucktaste zu drükken. Damit ist sichergestellt, daß der Schreiber mittels des Druckknopfes am Testgriffel gesteuert werden kann.

e) Das Svesa-Gerät 1026

Es entspricht im Prinzip und Aufbau dem EAV-Dermatron-Gerät. Die große Meß-Skala ist wie bei allen Elektroakupunktur-Geräten in Ts ge-

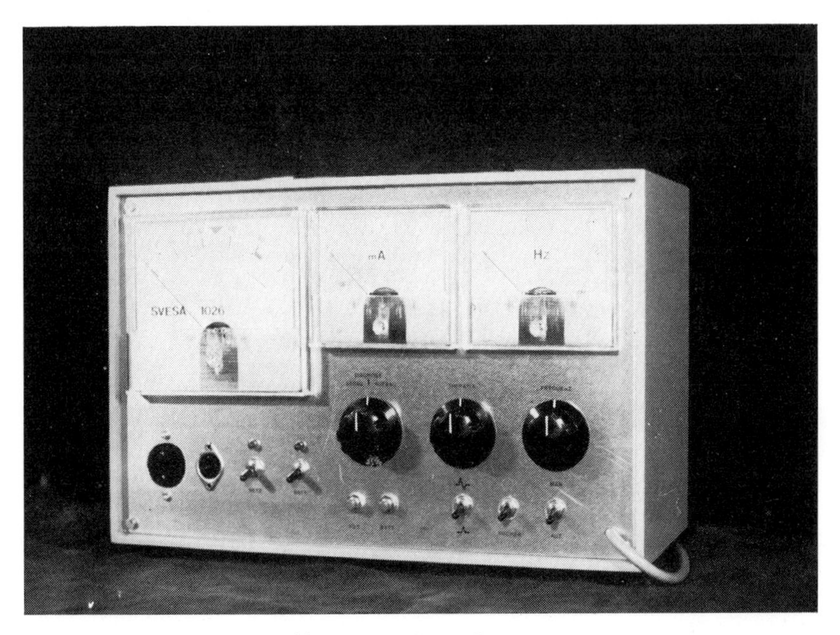

Abb. 21: Das Svesa-Gerät 1026

teilt, wobei 50 TS = 100 kΩ entsprechen. Der Normbereich für die Leitwertdiagnostik von 80–85 Ts ist besonders gekennzeichnet.

Ein Meßinstrument erlaubt die genaue Frequenzeinstellung für den Bereich von 0,9–10 Hz. Ein akustischer Punktsucher ist serienmäßig eingebaut.

Als Besonderheit des Svesa 1026 sei erwähnt, daß der Meß-Strom sehr klein gewählt wurde (unter 5μA), was die Funktionsdiagnostik der Organe und Gewebssysteme über die Akupunktur-Punkte erleichtern soll.

Die wiederaufladbaren Batterien erlauben eine kontinuierliche Arbeitszeit von 10 Stunden ohne Netzanschluß.

f) Das Theratest-Gerät

wird von der Firma Jahnke, Aitrang, hergestellt und gilt als Standardgerät der „Internationalen Gesellschaft für bioelektrische Funktionsdiagnostik“ (= BFD). Es gibt verschiedene Versionen dieses Gerätes. Das z. Z. neueste wurde unter dem Namen Theratest-Super in den Handel gebracht.

Abweichend von den bisher besprochenen Elektroakupunktur-Geräten passen nicht alle in diesem Band (vgl. S. 63 ff.) besprochenen Kabelverbindungen und Elektroden für das Theratest-Gerät, was grundsätzlich zu bedauern ist.

Beachtenswert ist vor allem, daß die BFD-Mitglieder nicht mit Messingelektroden, sondern mit Silberelektroden messen. Dadurch liegen die Werte

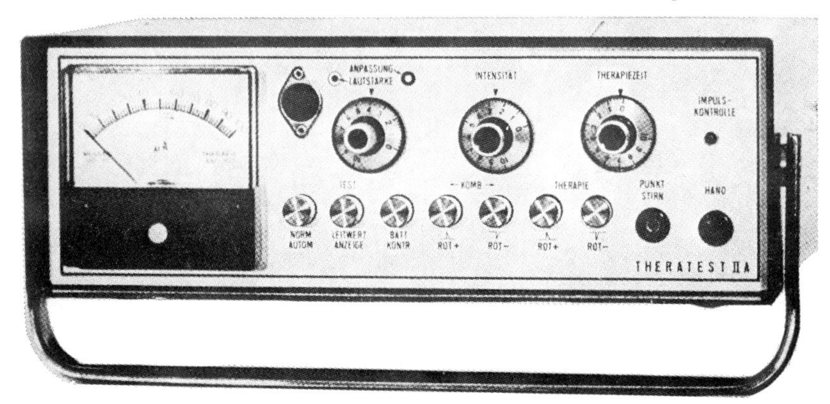

Abb. 22: Theratest II A

für Punktmessungen um etwa 10 Teilstriche niedriger als z. B. beim Diatherapuncteur.

Anders ist das bei Messungen mit *großflächigen* Elektroden, d. h. bei der Leitwertmessung. Hier sind die Meßwerte etwa gleich, obwohl die Anhänger der BFD versilberte Hand-Elektroden verwenden, statt der VOLLschen Messing-Elektroden.

Unterscheide demnach:

	EAP mit Messing-Elektroden	BFD mit Silber-Elektroden
Punkt-Normwert	50 Ts	40 Ts
Normbereich für Leitwerte	80—85	80—85

Tab. 4

Weitere Einzelheiten sollte man der ausführlichen Gerätebeschreibung und Betriebsanleitung der Firma Jahnke entnehmen.

Hinweise für die Inbetriebnahme von Elektroakupunktur-Geräten

Da zahlreiche Elektroakupunktur-Geräte von Serie zu Serie Änderungen aufweisen, sollte vor Inbetriebnahme die mitgelieferte Bedienungsanleitung genau studiert werden!

Netzbetriebene Geräte

oder Geräte mit wiederaufladbarem Akku dürfen nur an Sicherheitssteckdosen (= Schuko) angeschlossen werden.

Geräte mit wiederaufladbarer Batterie

sollten möglichst über Nacht aufgeladen werden, denn bei Anwendung am Patienten ist das Gerät unbedingt vom Netz zu trennen, indem man den Stecker aus der Schuko-Steckdose herauszieht.

Es ist auch darauf zu achten, daß das herausgezogene Verbindungskabel nicht mit anderen elektrischen Leitungen parallel liegt, weil sonst eine induktive Beeinflussung möglich ist.

Diese Trennung vom Netz ist erwünscht, weil empfindliche Patienten gestört werden, wenn der vom Gerät erzeugte Meß- bzw. Therapiestrom von den 50 Hz des Stadtnetzes überlagert wird.

Batterie-Geräte

sind netzunabhängig. Bei diesen besteht keine Gefahr einer Überlagerung des Meßstromes bzw. des Therapiestromes durch die 50 Hz des Stadtnetzes. Dafür muß jedoch vor Inbetriebnahme unbedingt der Ladezustand der Batterien geprüft werden. Moderne Geräte besitzen dafür eine Prüftaste.

Eichen

Bei fast allen EAP-Geräten muß die Meßskala vor Beginn der Messungen geeicht werden:

- Beim EAV-Junior-Gerät erfolgt die Eichung automatisch,
- beim FfB-Gerät 110 muß auf 100 Ts (Teilstriche) geeicht werden,
- die Meßskala beim Dermatron muß auf 0 Ts und auf 100 Ts geeicht werden!

Also auch zum Eichen die jeweilige Betriebsanleitung genau beachten, um Fehlmessungen zu vermeiden.

Beachtenswertes bei Beendigung der Arbeit mit Elektroakupunktur-Geräten

Reine Batteriegeräte muß man unbedingt nach jedem Gebrauch ausschalten, um die Batterien zu schonen und so die Betriebsdauer zu verlängern.

Geräte mit wiederaufladbarer Batterie wie z. B. das EAV-Dermatrongerät stellt man zweckmäßig nach jedem Gebrauch auf „Laden“, damit das Gerät auf diese Weise permanent betriebsbereit ist.

Für eine sichere Diagnostik und Therapie ist es unerläßlich, daß jedes Elektroakupunktur-Gerät spätestens alle 2 Jahre einer Generalrevision unterzogen wird. Diese läßt man zweckmäßig von der Herstellerfirma durchführen.

Zur Kontrolle des Diagnoseteils aller Elektroakupunktur-Geräte hat sich ein kleines „EAP-Prüfgerät“ bewährt, welches die Firma SVESA liefert.

B. Das Zubehör

Als Zubehör für alle Elektroakupunktur-Geräte stehen zur Verfügung:
I. Kabelverbindungen,
II. Elektroden und
III. Hilfsmittel zur Medikamenten-Testung.

I. Die Kabelverbindungen

Mit ihrer Hilfe werden die verschiedenen Meß- und Therapie-Elektroden an die Elektroakupunkturgeräte angeschlossen. Die Kabel selbst sind je nach Verwendungszweck ein- oder mehradrig. Die Verbindungen erfolgen bei den Geräten der Firmen Kraiss und Friz, Pitterling und FfB einheitlich mit handelsüblichen Sechsfachsteckern und/oder Bananensteckern.

Die Firmen Svesa und Jahnke verwenden davon abweichende Elemente. Generell unterscheidet man folgende Kabelverbindungen:

1. Therapiekabel,
2. Diagnosekabel,
3. Quadrantenkabel,
4. Verbindungskabel und
5. Kabel zur op-Leitwertkontrolle.

zu 1: *Das Therapiekabel*

hat einen Sechsfach-Stecker auf der einen und 2 Bananenstecker auf der anderen Seite, wobei der negative Pol (–) schwarz und der positive Pol (+) rot gekennzeichnet ist. Die Bananenstecker dienen zum Anschluß der zur Therapie erforderlichen großflächigen Elektroden.

zu 2: *Das Diagnosekabel*

hat ebenfalls einen Sechsfach-Stecker, aber nur einen schwarzen Bananenstecker (–) für die zylindrische Handelektrode und statt des positiven roten Bananensteckers eine Kupplung zum Anschließen des Testgriffels, in dessen Vorderteil wiederum die verschiedenen Punktelektroden einzuschrauben sind.

Um den Arzt nicht unnötig mit elektromagnetischen Störfeldern zu belasten, die wiederum Rückwirkungen auf den Patienten haben können, sollen zur Diagnostik nur abgeschirmte Diagnosekabel verwendet werden!

zu 3: *Quadrantenkabel*

braucht man für die Quadrantenmessung und Quadrantentherapie. Erforderlich sind 2 Kabel zum Anschluß von 2 zylindrischen Handelektroden und von 2 plattenförmigen Fußelektroden.

zu 4: *Verbindungskabel*

sind einadrig und haben an beiden Enden Bananenstecker. Sie dienen zum Anschluß der Waben an die zylindrische Handelektrode bei der Medikamenten-Testung, wenn die Wabe neben das Elektroakupunktur-Gerät gestellt wird.

zu 5: *Kabel zur op-Leitwertkontrolle*

Hierbei handelt es sich um ein Therapiekabel von 5 Meter Länge mit einem Sechsfach-Stecker zum Anschluß an das Elektroakupunktur-Gerät und 2 Bananensteckern zum Anschluß von 2 zylindrischen Handelektroden. Es wird zur Leitwert-Diagnostik und Therapie intra operationem bei größeren und länger dauernden operativen Eingriffen, z. B. in der zahnärztlichen Praxis, gebraucht (vgl. Seite 158).

II. Elektroden

Elektroden stellen den direkten Kontakt her zwischen Körperoberfläche des Patienten und Elektroakupunktur-Gerät. Elektroden werden sowohl zur EAP-Diagnostik als auch zur Therapie verwendet.

Welches Metall eignet sich für EAP-Elektroden?

Verschiedene Gründe sollten eigentlich dafür sprechen, die EAP-Elektroden aus Edelmetall herzustellen. Versuche haben jedoch ergeben, daß sich in der täglichen Praxis ausreichend exakt mit Messing-Elektroden arbeiten läßt.

So verwenden die Mitglieder der „Internationalen Gesellschaft für Elektroakupunktur nach VOLL" bei allen Messungen zur Diagnostik ausschließlich Messing-Elektroden.

Die Anhänger der „Internationalen medizinischen Gesellschaft für bioelektronische Funktionsdiagnostik und Therapie" nach Dr. SCHMIDT †, Nürnberg; Dr. VILL und Ing. JAHNKE benutzen für ihre diagnostischen Messungen nur Silber-Elektroden.

O. BERGOLD und F. KRAMER haben noch andere Metalle bzw. Materialien auf ihre Brauchbarkeit als Elektroden für EAP-Messungen untersucht. Die Ergebnisse dieser Untersuchungen lassen sich wie folgt zusammenfassen:

Elektroden-Material für EAP-Messungen	im Vergleich zu Messing	sonstige Beobachtungen
Messing	Für die tägliche Praxis **geeignet**	
Kohle	Die Messung mit Kohleelektroden ergibt nahezu die gleichen Werte wie bei Messing	Kohle-Elektroden verfetten leicht, nutzen sich zu schnell ab und verfärben die Haut
Silber	Die Meßwerte liegen im Mittel um 10 Ts niedriger	Zeigerabfälle sind weniger deutlich als bei Messing
Gold	Die Meßwerte liegen im Mittel noch niedriger als bei Silber	Zeigerabfälle sind noch weniger deutlich als bei Silber
Chrom	ungeeignet	materialbedingte Zeigerabfälle

Tab. 5

Versuche mit gesinterten Silber-Silberchlorid-Elektroden haben ergeben, daß sie einen besonders niedrigen Polarisationseffekt haben, was vorteilhaft wäre. Sie liefern jedoch aus physikalischen Gründen permanente Zeigerabfälle, die keinen pathologischen Organbefund als Ursache haben. Um den Polarisationseffekt praktisch eliminieren zu können, laufen unter Dr. O. BERGOLD Versuche mit neuen Kohle-Elektroden.

Ein Vorschlag

Solange in der EAP mit Messing-Elektroden gearbeitet wird, sollte man sich für deren Herstellung auf eine bestimmte DIN-Type einigen, da es auf dem deutschen Markt verschiedene Messing-Sorten gibt. Es wäre ein weiterer Schritt, um mögliche Störfaktoren auszuschalten.

Warum müssen beide Elektroden beim Messen aus dem gleichen Metall sein?

Bei der *Puls-Therapie* dienen die Elektroden lediglich als Verbindungsstelle, damit der vom Elektroakupunktur-Gerät erzeugte Strom auf dem therapeutisch günstigsten Weg durch den Körper des Patienten fließen kann.

Bei der *EAP-Messung* dagegen wird an der Meßskala des EAP-Gerätes der „Widerstand" der zum jeweiligen Akupunktur-Punkt gehörigen Leitungsbahnen gemessen, wobei dieser selbst abhängig ist

a) vom Übergangswiderstand Elektrodenmaterial – Haut,
b) von der Beschaffenheit der Haut und
c) von sonstigen Störeinflüssen.

Würde man also einmal mit Messing-Elektroden messen und ein anderes Mal unter sonst gleichen Bedingungen mit Silber-Elektroden, so ist der Meßwert beim zweiten Mal um etwa 10 Ts niedriger und der ggf. vorhandene Zeigerabfall langsamer. Beide Messungen sind also nicht mehr direkt miteinander vergleichbar.

Um zu vermeiden, daß man für jede Messung angeben muß, mit welcher Elektrode (Silber, Messing, u. ä.) man gemessen hat, wollen wir grundsätzlich mit Messing-Elektroden messen.

Folgerungen für die EAP-Diagnostik

1. Grundsätzlich müssen bei einer EAP-Messung alle dazu verwendeten Elektroden aus dem gleichen Metall sein.
2. In der Elektroakupunktur-Diagnostik wird nur mit Messing-Elektroden gearbeitet.
3. Alle in der Elektroakupunktur-Literatur angegebenen Meßwerte lassen sich nur reproduzieren, wenn Messing-Elektroden verwendet werden.
4. Messing-Elektroden haben sich seit vielen Jahren im täglichen Gebrauch bewährt. Sie sind überdies am wirtschaftlichsten.
5. Die Oxydbildung an Messing-Elektroden erfolgt nur langsam und läßt sich leicht beseitigen.

Für die Puls-Therapie

werden in der Regel ebenfalls Elektroden aus Messing verwendet. Sofern es sich um eine *reine unspezifische Therapie* handelt (vgl. Seite 110), können aber auch Elektroden aus einem anderen Material verwendet werden wie

- Kohle-Elektroden,
- flexible Platten-Elektroden aus Aluminium,
- vergoldete Rektal-Elektroden,
- verchromte Vaginal-Elektroden u. a. m.

Mit Elektroden, die nicht aus Messing hergestellt sind, dürfen jedoch keine Messungen durchgeführt werden!

Aktive und passive Elektroden

Für jede Elektroakupunktur-Diagnostik bzw. -Therapie werden zumindest 2 Elektroden benötigt, damit der vom Elektroakupunktur-Gerät gelieferte Meß- bzw. Therapie-Strom durch den Körper des Patienten fließen kann. Vergleiche Prinzip-Schaltbild in Abb. 6 und Text auf Seite 39 (Polung der Elektroden). Bei der Diagnostik bezeichnet man die am Testgriffel eingeschraubte Punkt-Elektrode als aktive Elektrode und die vom Patienten in der Hand gehaltene zylindrische Messing-Elektrode als inaktive bzw. passive Elektrode.

Die aktive Elektrode ist in der EAP stets am Plus-Pol angeschlossen und rot gekennzeichnet. Die passive Elektrode wird in der EAP am Minus-Pol befestigt und schwarz markiert.

Also:

	aktive Elektrode	passive Elektrode
gebräuchliche Bezeichnungen	Plus-Pol positive Elektrode Rot	Minus-Pol negative Elektrode Schwarz
beim Messen	Testgriffel mit Punkt-Elektrode	zylindrische Hand-Elektrode
bei der Therapie	z. B. Rolle oder Rektal-Elektrode als Therapie-Elektrode	z. B. Fuß-Elektrode als Gegen-Elektrode

Tab. 6

Die verschiedenen Elektroden-Arten

Je nach Verwendungszweck stehen für die EAP-Diagnostik bzw. Therapie verschiedene Elektroden zur Verfügung:

1. Elektroden zum Einschrauben in den Testgriffel

a) Punkt-Elektroden

- 4-mm-Halbrund-Elektrode,
- 3-mm-Kugel-Elektrode,

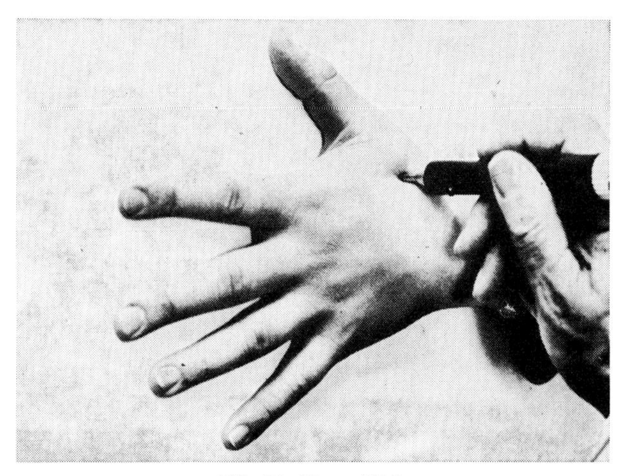

Abb. 23: Testgriffel

- 2-mm-Test-Elektrode,
- Vierstiftelektrode
- Niederdruckelektrode (aus der Vierstiftelektrode entwickelt)
- Ohrelektrode

b) Zahnärztliche Elektroden
- Zahn-Elektroden,
- Verbindungsstück für Zahn-Elektrode,
- Zahnfleisch-Elektrode.

2. Flächenelektroden

Es stehen zur Verfügung:
Zylindrische Handelektroden, Fußelektroden, Rollelektroden, Plattenelektroden, Radelektroden, Rektalelektroden und Vaginalelektroden.

Nachfolgend sollen der Testgriffel und die wichtigsten Elektroden kurz in Wort und Bild dargestellt werden.

3. Der Testgriffel (Abb. 23)

Dieser wird am +Pol des Diagnosekabels angekuppelt. Der Testgriffel dient zum Einschrauben der verschiedenen Punkt-Elektroden. Am Testgriffel befindet sich ein kleiner Plastikknopf. Mit diesem kann man die Elektroakupunktur-Geräte kurzfristig von „Diagnose" auf „Therapie" umschalten, solange der Knopf mit dem Zeigefinger niedergedrückt wird.

Schraubt man in den Testgriffel statt einer Punkt-Elektrode einen mit Gewinde versehenen Bananenstecker ein, kann man das Diagnosekabel behelfsmäßig als Therapiekabel verwenden.

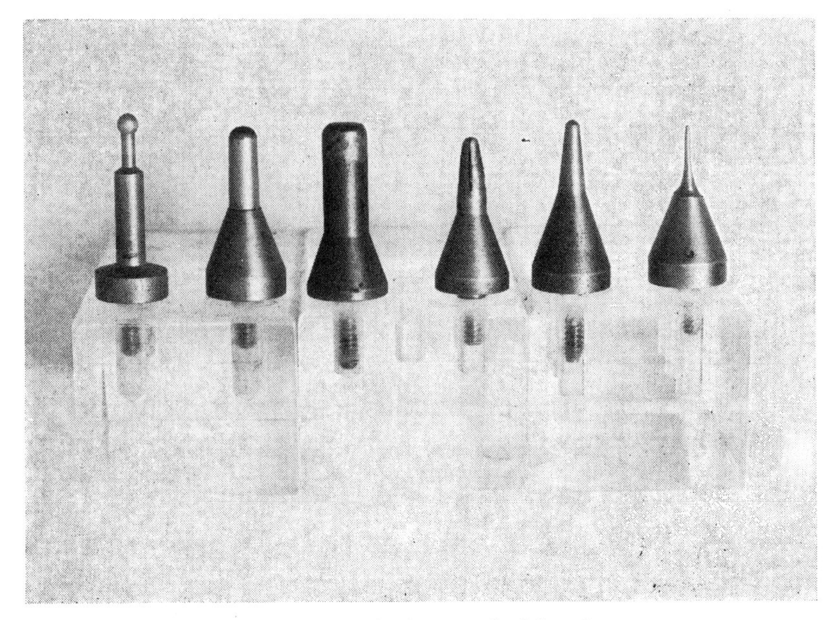

Abb. 24: Verschiedene Punktelektroden

Von den *Punkt-Elektroden* (Abb. 24) wurde

- die **4-mm-Halbrund-Elektrode** früher viel benutzt, erfordert aber einen hohen Druck bei der Punktmessung.
- Die **3-mm-Kugel-Elektrode** erlaubte eine Reduzierung des Anpreßdruckes auf etwa 1200 Pond.
- Die **2-mm-Elektrode** ist nur für Geübte geeignet, da man mit ihr den Meßpunkt sehr genau treffen muß und ihn leicht traumatisiert.

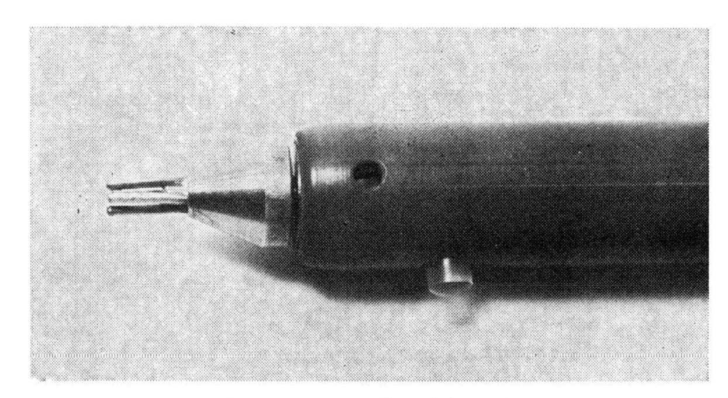

Abb. 25: Vierstift-Elektroden

Die Vierstift-Elektrode (Abb. 25)

wurde von F. KRAMER entwickelt. Bei ihr ist die Stirnseite in 4 separate Stifte aufgegliedert. Sie erleichtert die Punktmessung im Gesichtsbereich.

Neue Niederdruck-Elektroden (Abb. 26)

zeigen eine besondere Bearbeitung der Stirnseite, welche von F. KRAMER und H. PEESEL zum Patent angemeldet wurde. Durch die neue Formgebung wird ein wesentlich niedrigerer Anpreßdruck als bisher (unter 300 Pond) ermöglicht, wodurch man die Hautmeßpunkte außerordentlich schont und viel leichter als bisher reproduzierbare Meßergebnisse erzielen kann. Auch bisher durch zu starken Druck erzeugte Zeigerabfälle entfallen bei Verwendung der neuen Elektrode weitgehend.

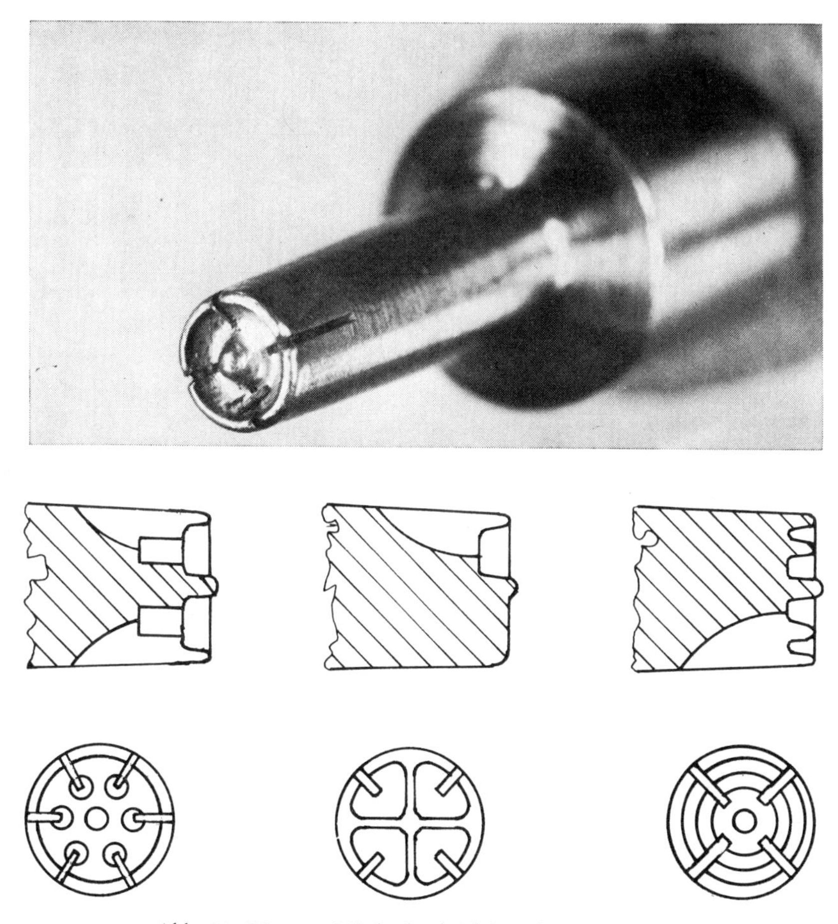

Abb. 26: Die neue Niederdruck-Elektrode (DBP angem.)

Die Ohr-Elektrode (Abb. 27)

hat eine Spitze von nur 0,2 mm Durchmesser zur Auffindung der sehr eng beieinander liegenden Hautmeßpunkte für die Ohrakupunktur.

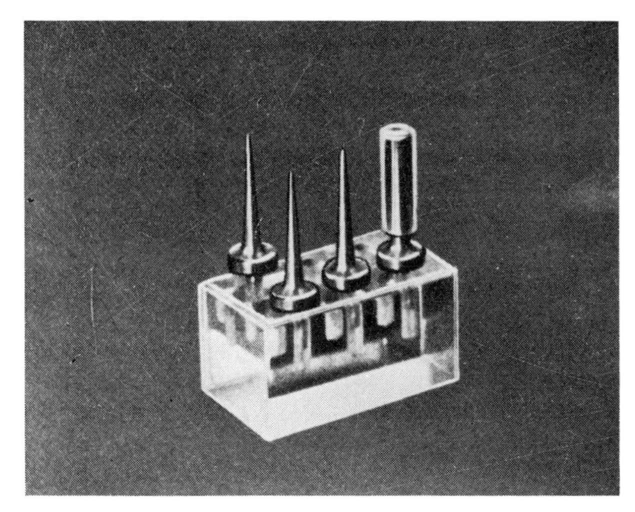

Abb. 27: Elektroden für die Ohrakupunktur mit Verlängerungsstück

Hinweis zur Reinigung der Punkt-Elektroden

Die Punkt-Elektroden werden mit einem Gewinde in den Testgriffel eingeschraubt. Man sollte sie bei jedem Patientenwechsel aus dem Griffel herausdrehen, desinfizieren und auch das Gewinde mit einem Tuch oder Zellstoff reinigen, damit der Stromübergang nicht durch Oxydation und Schmutzpartikel behindert wird!

Die Zahn-Elektrode (Abb. 28)

hat eine angewinkelte verchromte Spitze und einen mit Kunststoff isolierten Schaft. Die Zahn-Elektrode dient zur Applikation von Strom-*Reizen* auf die einzelnen Zahn-Kiefer-Bereiche für die odontogene Herd-Diagnostik. Die Zahn-Elektrode ist nicht für Punktmessungen verwendbar! Sie wird in ein **Verlängerungsstück** eingeschraubt und dieses auf die Punktelektrode des Testgriffels aufgesteckt, wie in Abb. 28 dargestellt.

Zahnfleisch-Elektroden (Abb. 29)

sind aus nicht rostendem Stahl hergestellt und werden *nur zur Therapie* direkt auf den Testgriffel aufgeschraubt. Sie haben einen langen dünnen

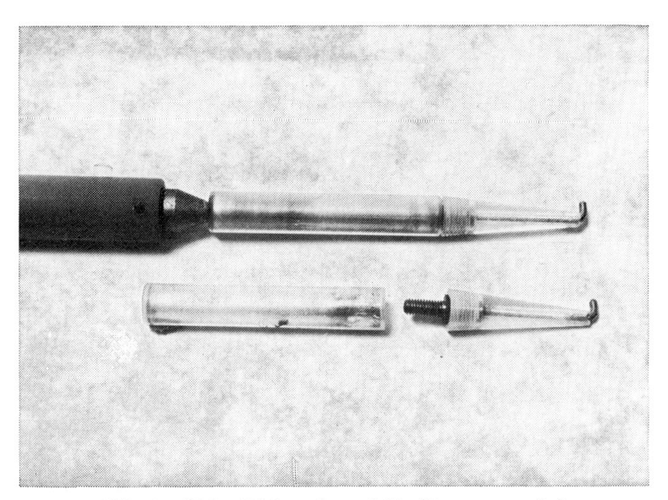

Abb. 28: Zahn-Elektrode und Verlängerungsstück

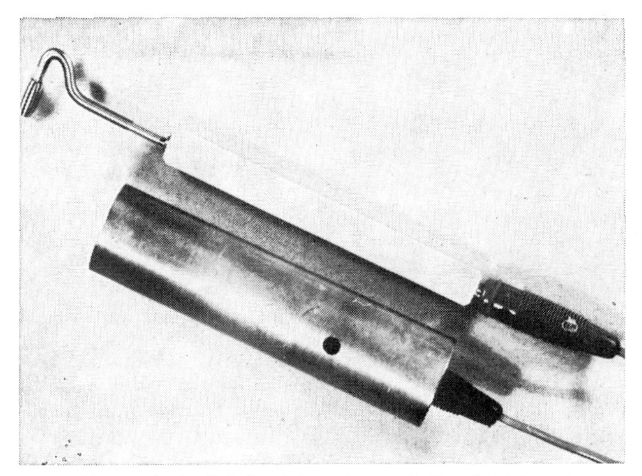

Abb. 29: Zahnfleisch-Elektroden und Hand-Elektrode

Stiel von ca. 6 cm Länge und sind vorn walzenförmig gestaltet. Die Zahnfleisch-Elektrode ermöglicht die Applikation von niederfrequenten Pulsen im Mund, z. B. zur Behandlung von Zahnfleischentzündungen, Parodontopathien und auch von Operationswunden.

Zylindrische Hand-Elektroden (Abb. 30)

werden als inaktive Gegen-Elektrode für die Hautpunkt-Diagnostik verwendet und dazu am schwarzen negativen (—) Bananenstecker des Diagnosekabels angeschlossen. Für alle Hautpunkt-Messungen benötigt man unbedingt aus Messing hergestellte zylindrische Hand-Elektroden.

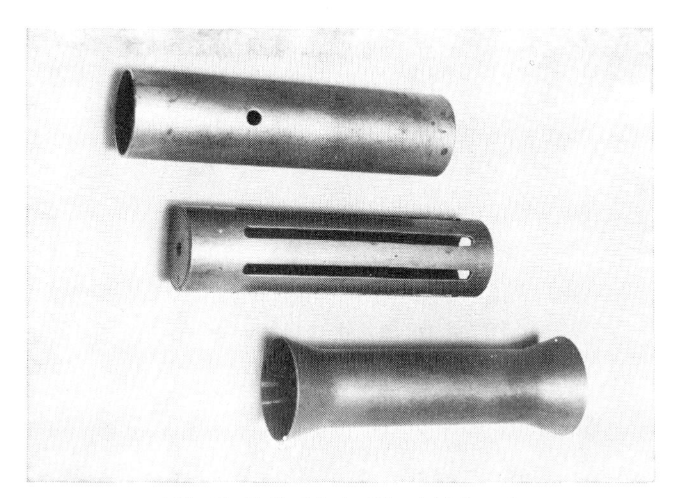

Abb. 30: Zylindrische Hand-Elektroden

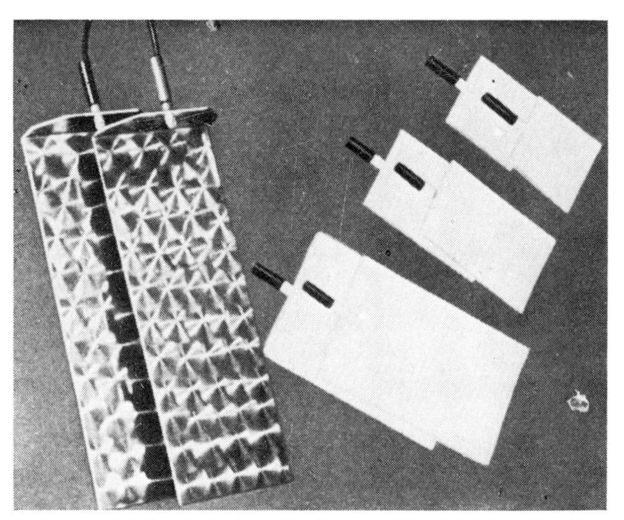

Abb. 31: Fuß- und Platten-Elektroden

Für alle Leitwert- bzw. Quadranten-Messungen sind ebenfalls aus Messing hergestellte Hand-Elektroden erforderlich.

Zylindrische Messing-Elektroden kann man auch zur Therapie als Gegen-Elektroden benutzen, wenn Elektroden aus einem anderen Metall (z. B. vergoldete Vaginal-Elektroden) Verwendung finden, sofern keine Messungen zur Diagnostik notwendig sind.

Fuß-Elektroden (Abb. 31 links)

werden aus Messing hergestellt und paarweise geliefert. Zur Diagnostik und zur Therapie stellt sich der Patient mit seinen Füßen auf die Platten. Diese sind auf der Unterseite mit Gummi isoliert. Fuß-Elektroden werden paarweise verwendet zur Pulsstromtherapie der Beine und der Unterleibsorgane. Fuß-Elektroden werden auch in Kombination mit anderen Flächen-Elektroden verwendet.

Näheres vgl. Seite 114 und 115.

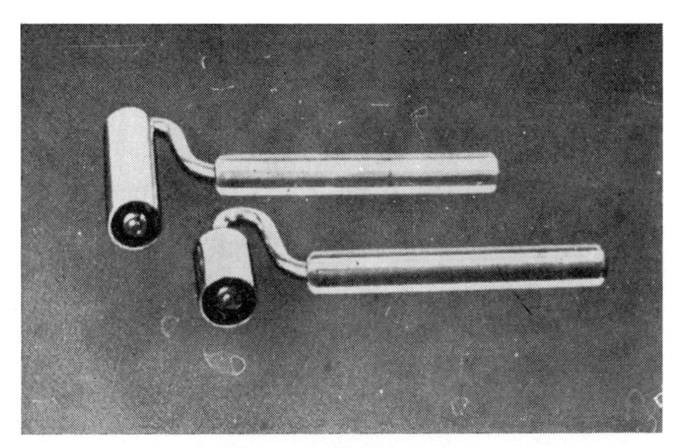

Abb. 32: Roll-Elektroden

Roll-Elektroden (Abb. 32)

stehen in 2 Ausführungen zur Verfügung mit 4 cm Breite oder mit 8 cm Breite. Die Roll-Elektrode wird am roten (+) Bananenstecker des Therapiekabels angeschlossen und so zur örtlichen unspezifischen Pulstherapie verwendet. Als Gegen-Elektrode am schwarzen (—) Bananenstecker dient in der Regel eine zylindrische Hand-Elektrode.

Die kleine 4-cm-Rolle wird vor allem verwendet zur Behandlung im Gesichtsbereich bzw. in der Hals- und Nackengegend. Die große Rolle dient zur Behandlung größerer Körperflächen wie Rücken, Leib und Extremitäten. In der zahnärztlichen Praxis wird nur die 4-cm-Roll-Elektrode benötigt.

Neuerdings werden auch kleine Rollen geliefert, bei denen der sich drehende Zylinderteil durch einen olivenförmigen Körper ersetzt ist. Dieser paßt sich den Körperpartien besser an und ist daher angenehmer im Gebrauch.

Auf meine Anregung hin wurde schließlich von der Firma Pitterling-Electronic die

Bipolare Rolle

herausgebracht. Mit ihrer Hilfe kann man Frequenz und Intensität leichter am Gerät einstellen, weil man eine Hand frei hat.

Platten-Elektroden (Abb. 31 rechts)

bestehen aus dünnen, flexiblen Aluminium-Metallplatten. Sie können zur großflächigen Durchflutung mit niederfrequentem Pulsstrom jeder Körperform angepaßt werden. Platten-Elektroden werden verwendet bei länger dauernder Therapie z. B. von Subluxationen, Distorsionen und Hämatomen sowie von Thrombosen und Thrombophlebitiden. Dabei muß auf die Polarität geachtet werden!

Platten-Elektroden sind nur mit einem gut angefeuchteten saugfähigen Überzug oder aus Gründen der Hygiene mit einer gut angefeuchteten Unterlage aus Watte oder Zellstoff zu verwenden. Sie müssen mit der Hand auf die zu behandelnde Körperpartie gedrückt werden, wobei die Hand durch einen Gummihandschuh zu isolieren ist. Die Platten-Elektroden können auch mit Gummibändern am Körper befestigt werden. Elastische Binden sind zur Befestigung wenig geeignet, da sie den Therapiestrom ableiten, wenn sie feucht werden.

Platten-Elektroden sind in verschiedenen Größen und Formen erhältlich. Sie sollten stets etwas größer gewählt werden, als das mit niederfrequenten Pulsen zu durchflutende Gebiet.

Neuerdings sind auch Gummiplatten erhältlich, die mit Kohlepulver leitfähig gemacht sind und sich besser adaptieren lassen als Metallplatten.

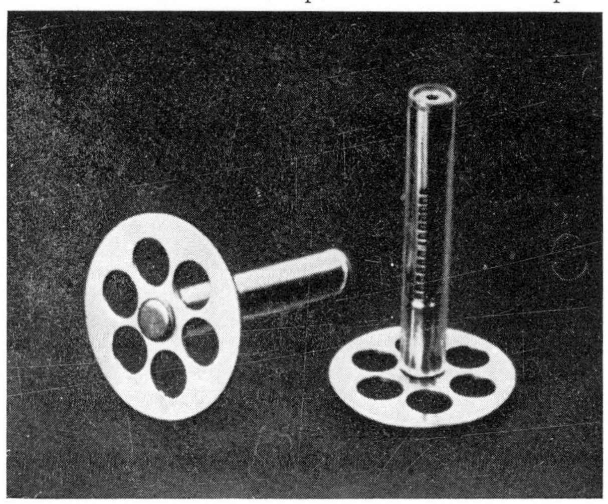

Abb. 33: Rad-Elektroden

Rad-Elektroden (Abb. 33)

werden benötigt zur Diagnostik von funktionellen Störungen im Bereich der Wirbelsegmente in Form der sog. Regelsberger'schen Messung (siehe Seite 179).

Rektal-Elektroden

werden in Verbindung mit eine Flach- oder Roll-Elektrode nach Einführung in den Mastdarm zur elektrischen Durchflutung des unteren Bekkenraumes verwendet. Rektal-Elektroden sind stark vergoldet, um Korrosion durch die Darmsäfte zu vermeiden. Sie haben einen Einschnitt, in welchem sich der Sphinkter festsetzen kann, um ein Ausstoßen der Elektrode zu vermeiden. Die Rektal-Elektrode ist auch als inaktive Elektrode verwendbar bei Prostataleiden und zur Niederfrequenz-Therapie der Hüftgelenke (vgl. Seite 115).

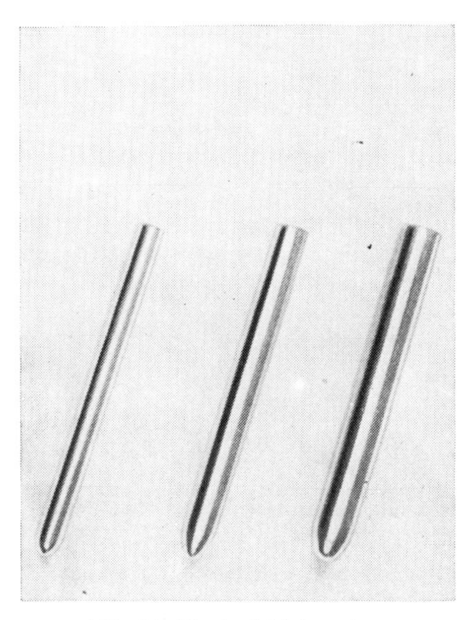

Abb. 34: Vaginal-Elektroden

Vaginal-Elektroden (Abb. 34)

dienen in der Frauenheilkunde zur Applikation von Puls-Strömen im Bereich der Vagina, wobei am besten eine flexible Platten-Elektrode als Gegen-Elektrode entweder in der Sakralgegend oder auf dem Bauch angebracht wird.

Vaginal-Elektroden werden in 3 Größen mit 15, 20 und 25 mm Durchmesser geliefert. Die Vaginal-Elektroden können auch zur Pulsstrom-Durchflutung des Hüftgelenkes (bei Frauen) verwendet werden.

Alle Vaginal-Elektroden werden verchromt geliefert, um sie für die Körpersäfte widerstandsfähig zu machen.

Hand-Elektrode Svesa 1008

Bei Elektroakupunktur-Messungen läßt sich unschwer feststellen, daß die Meßwerte bis zu 10 Ts schwanken, wenn man die zylindrische Hand-Elektrode einmal mit kräftigem Druck und das andere Mal locker in der Hand hält.

Um diesen potentiellen Fehler auszuschalten, wurde nach meinen Angaben von der Svesa eine inaktive Hand-Elektrode geschaffen, die sicherstellt, daß der Patient die Elektrode mit stets gleichbleibendem Mindestdruck in der Hand hält. Der Mindestdruck, der durch eine Feder erzeugt wird, muß überwunden werden, wobei in der Elektrode ein Schalter betätigt wird, der wiederum den Meßkreis schließt. Läßt der Patient im Druck nach, so wird der Meßvorgang automatisch unterbrochen, was sofort erkennbar ist. Die Federspannung der Elektrode wurde auf 1 kg eingestellt, d. h. die Elektrode muß mit einem Druck von mindestens 1 kg gedrückt werden.

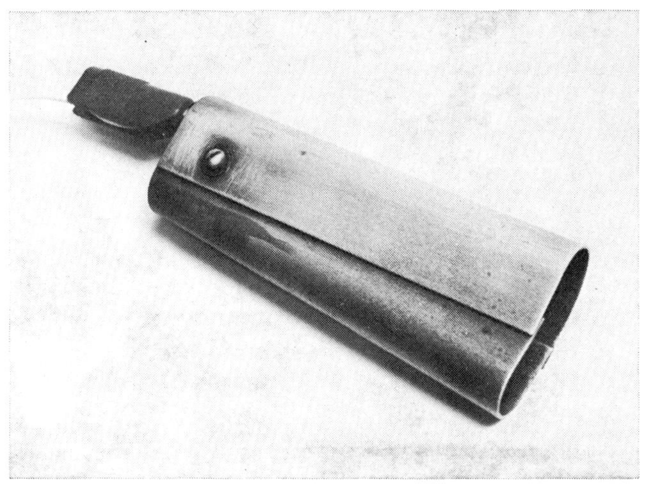

Abb. 35: Svesa-Hand-Elektrode 1008

Bei Verwendung der Svesa-1008-Hand-Elektrode kann sich der Arzt auf die Messung konzentrieren, ohne darüber wachen zu müssen, daß der Patient die Elektrode mit genügendem Druck hält. Die Svesa-Hand-Elektrode ist dadurch zu einem wichtigen Beitrag zur Präzision und Reproduzierbarkeit der Elektroakupunktur-Messungen geworden.

Sterilisation der Elektroden

Alle nur aus Metall bestehenden Elektroden können sowohl im Autoclaven als auch im Heißluftsterilisator sterilisiert werden.

Bei den Fuß-Elektroden, die mit einer Gummiunterlage versehen sind, und bei allen Elektroden, die eine Plexiglas-Isolierung haben, ist nur die Kaltdesinfektion zulässig. Sagrotan ist allerdings wenig geeignet, weil dieses mit der Zeit das Plexiglas unansehnlich macht.

In der Regel dürfte beim Patientenwechsel das gründliche Abreiben mit Merfenlösung bei allen Elektroden genügen, sofern sie nur an der Körperoberfläche verwendet werden.

III. Hilfsmittel zur Medikamenten-Testung

Zur Erleichterung der in Band III behandelten Medikamenten-Testung stehen folgende Hilfsmittel zur Verfügung:

- Wabe,
- Waben-Untersatz,
- Verbindungs-Stecker und
- Medikamenten-Brett.

Die Wabe (Abb. 36)

ist aus Aluminium hergestellt und dient zur Aufnahme von Ampullen. Angeboten werden z. Z.:

- Ein 6eckiger Typ von Kraiss und Friz für 19 Ampullen à 1,1 ml,
- eine runde Form für 22 Ampullen von Pitterling; bei dieser sind die Bohrungen im Innenring für die Aufnahme von 2-ml-Ampullen geeignet und
- eine praktische Form mit unterschiedlichen Bohrungen von der Firma Jahnke, Aitrang.

Der Waben-Untersatz (Abb. 36)

Bei unruhigen Kindern und auch sonst kann die Wabe auf einen feststehenden Untersatz gesteckt werden. Dieser wird durch ein Kabel mit der Hand-Elektrode verbunden. Man vermeidet damit, daß die Ampullen durch plötzliche Bewegungen aus der Wabe herausfallen. Die Wabe mit Untersatz kann zum Beispiel neben den Patienten auf einen Ampullenschrank gestellt werden. Die Kabelverbindung zwischen Waben-Untersatz und der Zylinder-Elektrode in der Hand des Patienten sollte nicht länger als 3 Meter sein.

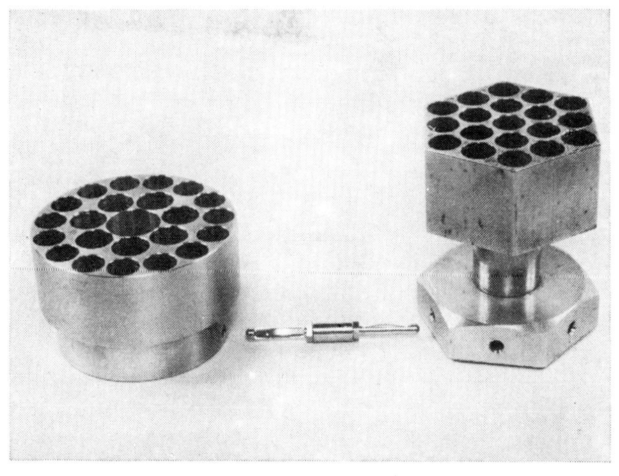

Abb. 36: Waben mit Untersatz und Verbindungsstecker

Der Verbindungs-Stecker (Abb. 36)

Wenn eine einzelne Wabe zur Medikamenten-Testung nicht ausreicht, kann man mehrere miteinander verbinden, indem man die Waben-Untersätze durch Verbindungs-Stecker aneinander reiht.

Das Medikamenten-Brett (Abb. 37)

ermöglicht eine übersichtliche Unterbringung der zur Medikamenten-Testung erforderlichen Medikamente, soweit sie in Ampullen geliefert werden.

In der Regel bringt man mehrere Medikamenten-Bretter übereinander in einem Schrank mit Schubfächern unter, den man sich von einem Schreiner anfertigen läßt. Lieferung der Bretter nur durch die Firma Kraiss und Friz.

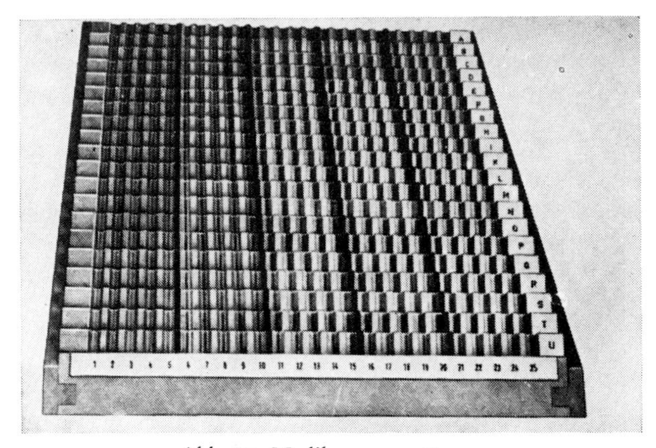

Abb. 37: Medikamenten-Brett

C. Der EAP-Arbeitsplatz

Grundlage der EAP zur Diagnostik und Therapie sind sehr empfindliche elektrische Messungen am menschlichen Körper. Störungen, die diese Messungen beeinflussen können, müssen daher bestmöglich ausgeschaltet werden.

Die Raumwahl

Folgende Hinweise sind für die Auswahl des Raumes zu beachten, in welchem ein Elektroakupunktur-Gerät aufgestellt werden soll:

Ungeeignet sind Räume:

- in denen mit Röntgengeräten gearbeitet wird,
- in denen Bestrahlungs-Geräte betrieben werden, wie Mikrowellen-Geräte, Ultraschall-Geräte, Diathermie-Geräte usw.,
- in denen Ozon-Geräte oder UV-Strahler installiert sind, oder
- in denen Fernsehgeräte betrieben werden.

Geeignet sind Räume:

in denen möglichst wenig elektrische Leitungen verlegt und möglichst wenig elektrische Geräte installiert sind. Am besten ist es, alle elektrischen Leitungen zumindest im Bereich des Arbeitsplatzes in Panzerrohr zu verlegen und dieses solide zu erden.

Der Fußboden

Im EAP-Untersuchungsraum darf sich der Fußboden nicht statisch aufladen! Wenn der Patient barfuß einen statisch aufgeladenen Fußboden berührt, nimmt er sofort die statische Elektrizität auf, die im Einzelfall mehrere tausend Volt betragen kann.

Gut geeignet sind:

- Fußböden aus Holz, Linoleum oder Natur-Steinen und
- Teppiche aus reiner Wolle oder Kokosfasern.

Ungeeignet sind Fußböden mit Kunststoff-Belag oder mit Spannteppichen aus Kunststoff-Fasern. Stören diese, weil sie sich statisch aufladen, und kann man diesen Zustand nicht ändern, ist es erforderlich, unter dem Arbeitsplatz eine geerdete Kupfernetzmatte zu verlegen. Lieferung durch die Firma Kraiss und Friz oder Firma Svesa.

Die Matte wird zur Erdung an den Nulleiter einer Schuko-Steckdose angeschlossen. Das reicht in der Regel aus, damit der Patient vom Fußboden her nicht mehr gestört wird.

Teppiche, die zu mehr als 50 % aus Kunststoff-Fasern bestehen und nicht zu entfernen sind, sollte man wenigstens 2mal wöchentlich mit antistatischen Mitteln behandeln. Antistatik-Spray ist in Fußbodenfachgeschäften erhältlich.

Luftfeuchtigkeit und Raumtemperatur

Das Problem einer elektrostatischen Aufladung des menschlichen Körpers tritt besonders während der Heizperiode infolge der relativen Trockenheit der Raumluft auf. Man sollte daher, nicht zuletzt auch zwecks Stabilisierung der Meßbedingungen, die Raumfeuchtigkeit bei etwa 60 % halten. Automatische Raumluftbefeuchter sind im Fachhandel erhältlich. Wünschenswert ist zugleich eine möglichst konstante Raumtemperatur von 20 bis 22 °C.

Die Beleuchtung

Auf keinem Fall darf sich der Patient im elektromagnetischen Wechselfeld einer Neonröhre befinden. Neonröhren strahlen ihr Wechsel-Feld etwa 1,50 m nach allen Richtungen aus. Auch soll der Patient nicht direkt neben anderen elektrischen Lichtquellen sitzen. Elektrische Glühbirnen müssen mindestens einen Abstand von 30 cm vom Kopf des zu untersuchenden Patienten haben. Labile Patienten zeigen sofort erhöhte Werte, wenn in unmittelbarer Nähe des Kopfes eine Glühbirne eingeschaltet ist.

Lampen mit einem Metallschirm sind ungeeignet, weil sie die Abstrahlung des 50-Hertz-Wechselfeldes vergrößern, sofern sie nicht sorgfältig geerdet sind.

Elektrische Leitungen

Der zu Untersuchende darf nicht in der Nähe von elektrischen 220/380-Volt-Steigleitungen sitzen. Sollten diese nicht zu verlegen sein, muß ein Mindestabstand von 50 cm gewahrt werden.

Alle anderen elektrischen Leitungen mit 220 Volt Wechselstrom müssen wenigstens 30 cm vom Patienten entfernt sein.

Am sichersten ist es, wenn elektrische Leitungen in der Nähe des EAP-Arbeitsplatzes in Panzerrohr verlegt werden. Das Panzerrohr muß gut geerdet werden!

Als Steckdosen sind nur Schuko-Steckdosen zu verwenden.

Die Prüfung, ob alle Leitungen und Geräte in der Nähe des Arbeitsplatzes richtig verlegt sind und nicht stören, ist mit einem Brummspannungs-Meßgerät (Abb. 38) möglich.

Die Arbeitsplatz-Anordnung

Der Patient soll zur Untersuchung auf einem bequemen Stuhl Platz nehmen. Dieser soll möglichst 30 cm von der Wand entfernt stehen, sofern elektrische Leitungen hinter dem Stuhl in der Wand verlaufen und diese nicht in Panzerrohr (geerdet!) verlegt sind. Der Stuhl soll möglichst aus Holz gefertigt sein. Die Bespannung der Polsterung soll aus Leder oder Stoff gewählt werden. Kunststoff ist nur zulässig, wenn sich dieser nicht statisch aufladen kann.

Zum Messen der Haut-Meßpunkte an den Füßen ist es zweckmäßig, wenn der Patient etwas erhöht plaziert wird und so den Fuß bequem auf einen Fuß-Schemel setzen kann.

Der Arzt bzw. Zahnarzt

nimmt vor dem Patienten auf einem Hocker oder Sessel Platz. Zur Testung der Fuß-Meßpunkte wird zwischen Arzt und Patient eine Fuß-Stütze aufgestellt.

Das Elektroakupunktur-Gerät

steht in der Regel auf einem Tisch, vor dem Arzt, neben dem Patient. Der Abstand zwischen Patient und Gerät bzw. zwischen Arzt und Gerät soll wenigstens 30 cm betragen. Das ist vor allem wichtig beim Diatherapuncteur-Gerät, welches mit 220 Volt / 50 Hz aus dem Netz betrieben wird und so über *Gehäuse, Kabel und Elektroden* das 50-Hz-Wechselfeld abstrahlt. Dieses kann das Vegetativum des Patienten (aber auch des Arztes) irritieren und so die Messungen stören bzw. die Therapie beeinflussen, wenn ein Patient (Arzt) besonders labil ist.

Messungen in meiner Praxis haben gezeigt, daß auch ein über Akku betriebenes Gerät die 50-Hz-Frequenz des Netzes über Gehäuse und Kabel weiterleitet. Daher sollte man nach dem Aufladen des Akkus den Gerätestecker aus der Schuko-Steckdose herausziehen.

Eine Abstrahlung des 50-Hz-Wechselfeldes über Gerät und Kabel ist mit Sicherheit nur bei Geräten zu vermeiden, die ausschließlich mit Trocken-Batterien betrieben werden.

D. Induktionsstörfelder, ihre Messung und Ausschaltung

Die Forderung, daß EAP-Geräte außerhalb von elektromagnetischen Störfeldern aufgestellt werden müssen, ist durch Erfahrung begründet. Sie wird auch bei der Aufstellung anderer medizinischer Meß-Geräte berücksichtigt.

So wird bereits in der „Elektromedica" Nr. 3/68, erwähnt, daß bei der Notstromanlage der Städtischen Krankenanstalten Essen „die zu den Beleuchtungskörpern gehörenden Vorschalt-Geräte für Isotopenlabor, EKG, Applikations- und Funktionsdiagnostikräumen *außerhalb* dieser Bereiche montiert sind, um Fehlmessungen durch Induktionsstörfelder zu vermeiden".

Magnetische und impulselektrische Störfelder (in der Regel handelt es sich hierbei um starke elektromagnetische Störfelder) können in der elektromedizinischen Diagnostik und Therapie zu weitaus ernsteren Störungen Anlaß geben, als man bisher annahm. So treten insbesondere bei EEG-Messungen, deren extrem niedrige Signalpegel (etwa 5–100 μV) leicht von eingestreuten Netz-Störspannungen überlagert sein können, ernste Auslegungsschwierigkeiten für den Arzt auf. Das gleiche gilt für EKG, Elektroakupunktur und sonstige bioelektrische Funktionsteste. Aber nicht nur die Meßverfahren, auch die Patienten und deren vegetative Ausgleichsfunktionen können von niederfrequenten Störfeldern im Raum nachteilig beeinflußt werden.

Praktisch alle am Netz betriebenen elektrischen Geräte – auch die Meßgeräte selbst, mit ihren Anschlußkabeln und Elektroden – fungieren als Störquellen für niederfrequente Wechselfelder. Auch 220 V / 380 V-Steigleitungen strahlen intensive Wechselfelder aus, ebenso Glühbirnen und Leuchtstoffröhren. Ähnlich verhalten sich Wände in Altbauten, die oft von breitflächigen Kriechströmen durchflossen werden.

Gegen diese Störeinflüsse gibt es wirksame und erschwingliche Abhilfemaßnahmen:

Der 1. Schritt ist das Auffinden und Ausmessen der induzierten Störfeldstärken.

Dazu dient das kleine Feldmeßgerät Svesa 1005. Dieses ist als Empfänger für niederfrequente Wellen im wichtigen Bereich von 10 bis 500 Hz mit einem breitbandigen Schwingkreis im Eingang aufgebaut. Man nähert den angebauten Suchknopf des handlichen und robusten Gerätes (40 × 80 × 120 cm groß und 440 g schwer) dem fraglichen Gebiet. Dabei beobachtet man den Ausschlag des Zeiger-Instruments, welcher der gemessenen Störfeldstärke proportional ist. Die Anzeigeempfindlichkeit (auch für schwächste Wechselfelder) läßt sich über ein Potentiometer regeln.

Die Firma Kraiss und Friz bietet ein entsprechendes Gerät unter dem Namen „Brummspannungsmeßgerät" an (vgl. Abb. 38).

Eine Weiterentwicklung zum Ausmessen elektromagnetischer, wie auch elektrostatischer Felder stellt die „Elektro-Feldsonde" der Firma Jahnke dar.

Der 2. Schritt ist die Abschirmung der elektrostatisch leicht aufladbaren oder Wechselfelder abstrahlenden Wände. Dazu ist es zweckmäßig, die alten Tapeten zu entfernen und eine geerdete Aluminiumfolie aufzukleben und darauf wiederum eine Papiertapete (nicht Kunststoff). Eine andere Lösung ist die mit einem gut leitenden metallischen Abschirmgeflecht durchzogene *Abschirmtapete Svesa 1007.*

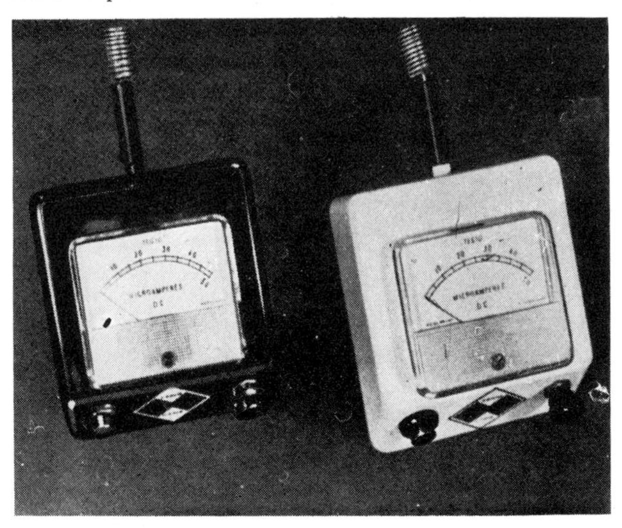

Abb. 38: Brummspannungsmeßgerät

Sie wird an die feldverseuchten Wände in der Nähe des Meßplatzes geklebt. Die Abschirmtapete ist in 50 cm breiten und 2 m langen Bahnen lieferbar. Ihre Drahtenden werden leitend verbunden und das so entstandene Abschirmnetz auf Erdpotential gelegt (Wasserleitung, Heizung usw.). Dieser geerdete, abgeschirmte Bereich ist weitgehend feldfrei – unerklärliche Meßwertverfälschungen oder feldbedingte Erschöpfungserscheinungen empfindlicher Patienten treten kaum noch auf.

Der *3. Schritt* ist die Verlegung aller elektrischen Leitungen in gut geerdete Panzerrohre.

3. TEIL

Die niederfrequente Puls-Therapie

Die Puls-Therapie hat sich seit nahezu 20 Jahren in der täglichen Praxis bewährt. Sie ist auch für Ärzte und Zahnärzte anwendbar, die nicht die Zeit und die Kraft haben, sich in die Gesamtschau der Elektroakupunktur einzuarbeiten, aber eine Therapie wünschen, die über den Energiehaushalt für den kranken Organismus Linderung, Besserung oder gar Heilung bringt und dabei unbiologische Belastungen vermeidet.

Die Puls-Therapie
hat eine große Breitenwirkung, weil sie die Lymphe zum Fließen bringt, den Blutdurchfluß in den Kapillaren verbessert und damit zugleich die Ernährung der Parenchymgewebe verbessert.

Die Puls-Therapie
löst zudem Energiestauungen in den Geweben, wodurch Schmerzzustände beseitigt werden, denn Schmerz ist nach VOLL der „Hungerschrei des Gewebes nach fließender Energie".

Die Puls-Therapie
verbessert schließlich den Ionen-Austausch bzw. aktiviert Osmose und Diffusion im Zellgeschehen, was sich normalisierend auf den Gesamtstoffwechsel auswirkt.

Kurzum
Es lohnt sich für jeden Arzt und Zahnarzt, sich mit der Puls-Therapie zu befassen und diese zum Wohle seiner Patienten einzusetzen, denn sie wirkt tuto, cito et jucunde!

Doch bevor wir genaue Arbeitsrichtlinien für die Puls-Therapie geben, soll zuerst ein Vergleich der Elektroakupunktur-Geräte mit den sonst in der Medizin verwendeten elektrischen Geräten vorgenommen und auf einige theoretische Grundlagen eingegangen werden.

Die **Therapie** mit elektrischen Geräten ist in der Medizin weit verbreitet. Der Strom wird dabei vielfältig verwendet:

- zur Erzeugung mechanischer Schwingungen (Massage-Geräte),
- zur Erzeugung von Wärme (Solluxlampe usw.),
- zur Erzeugung von Schallwellen (z. B. Ultraschall-Geräte) und
- zur Erzeugung von elektromagnetischen Wellen (Mikrowellen-Geräte u. a. m.).

Auch zur Diagnose von Krankheiten benutzt man in der Medizin zahlreiche elektrische Geräte.

Zu den Diagnose-Geräten **mit** graphischer Aufzeichnung gehören z. B.:

- das EKG-Gerät = Elektrokardiograph,
- das EEG-Gerät = Elektroenzephalograph und
- das EMG-Gerät = Elektromyograph.

Zu den Diagnose-Geräten **ohne** graphische Aufzeichnung gehören u. a. folgende Herdtestgeräte:

- das Infrarotmeßgerät nach SCHWAMM,
- das Elektrohauttest-Gerät nach STANDEL und GEHLEN (= EHT) und
- das Fokospot-Gerät nach WOLKOWITZ.

Allen genannten Geräten gemeinsam ist, daß man mit ihnen entweder nur diagnostizieren oder nur therapieren kann. Das 1. Gerät, mit dem man sowohl diagnostizieren als auch therapieren kann und mit dem es sogar möglich ist, eine Therapie zwischenzeitlich zu kontrollieren, war der Diatherapuncteur. Er erlaubt eine Funktions-Diagnose und eine kontrollierte Therapie aller Organ- und Gewebs-Systeme des Körpers durch Messung der Leitwerte des Patienten (vgl. Seite 150) und durch Messung von Hautpunkten nach den Regeln der Elektroakupunktur. Der Anschluß eines Schreibers zur graphischen Aufzeichnung der Meßwerte wurde in den letzten Jahren erprobt und ist bei den größeren Elektroakupunktur-Geräten serienmäßig vorgesehen.

Damit ist auch eine automatische, nicht manipulierbare Registrierung der Meßwerte möglich.

Bevor auf die vielfältigen **Meßmöglichkeiten** mit den verschiedenen Elektroakupunktur-Geräten **für alle Disziplinen** der Medizin eingegangen wird, soll in diesem 3. Teil zuerst einmal aufgezeigt werden, daß und wie man die Elektroakupunktur-Geräte als reine Therapie-Geräte verwenden kann. Dafür braucht man nicht die umfangreichen Spezial-Kenntnisse der Elektroakupunktur, sondern nur dieses Heft zur Anleitung und einen kleinen Arbeitsplatz in der Praxis.

Mehrjährige Erfahrung hat gezeigt, daß die Anwendung der Elektroakupunktur-Geräte zur Niederfrequenz(Puls-)Therapie die Anschaffung weiterer medizinischer Therapiegeräte, die mit elektromagnetischen Schwingungen als Energieform arbeiten, weitgehend überflüssig macht.

Das ist ein beachtenswerter finanzieller Gesichtspunkt. Noch wichtiger aber ist die ärztlich bedeutsame Tatsache, daß nach entsprechender Einarbeitung die Therapie verbessert und abgesichert werden kann, weil die Dosierung zu jeder Zeit mit dem Diagnose-Teil der Elektroakupunktur-Geräte zu überwachen ist und so Dosierungsfehler vermeidbar werden.

A. Grundlagen

Der Frequenzbereich

Elektromagnetische Schwingungen entstehen auf natürliche Weise überall in der Welt, praktisch bei jedem chemisch-physikalischen Vorgang. Der Haupterzeuger elektromagnetischer Schwingungen ist die Sonne. Sie strahlt ein breites Spektrum elektromagnetischer Wellen ab, von dem etwa 6 % die Erdoberfläche erreichen.

Elektromagnetische Schwingungen sind eine Energieform, wie es Wärme und Schall auch sind. Sie breiten sich wellenförmig aus mit Lichtgeschwindigkeit (= 300 000 km pro Sekunde).

Aus dieser Relation läßt sich die Wellenlänge elektromagnetischer Schwingungen errechnen:

$$\text{Wellenlänge in Metern} = \frac{300\,000\,000 \text{ Meter}}{\text{Zahl der Schwingungen pro Sekunde}}$$

Technisch lassen sich elektromagnetische Wellen in sogenannten Schwingungskreisen erzeugen. Am bekanntesten in dieser Richtung sind die Radio-Sender. Sie erzeugen elektromagnetische Wellen und strahlen diese über Antennen aus. Entsprechend ihrer Wellenlänge unterscheidet man Lang-, Mittel- oder Kurzwellensender. Seit einigen Jahren gibt es auch Sender im Ultrakurz- und Megabereich.

Medizinische Geräte, die wie alle Elektroakupunktur-Geräte elektromagnetische Schwingungen erzeugen, unterscheidet man nicht nach ihrer Wellenlänge, sondern nach ihrem Frequenzbereich.

Unter Frequenz versteht man dabei die Anzahl der elektromagnetischen Schwingungen, welche in einer Sekunde als Zeiteinheit erzeugt werden. Die technische Maßeinheit für Frequenzmessungen ist

1 Hertz = 1 Schwingung pro Sekunde.

Es bedeuten:

1 Hz	= 1 Hertz		
1 KHz	= 1 Kilo-Hertz	= 1000 Hertz	
1 MHz	= 1 Mega-Hertz	= 1000 Kilo-Hertz	= 1 000 000 Hertz

Medizinisch-technisch unterscheidet man folgende Frequenzbereiche:

von	0 Hz	bis	20 000 Hz = 20 KHz	= Niederfrequenzbereich
von	20 KHz	bis	300 000 KHz	= Hochfrequenzbereich
von	300 000 KHz	bis	3 000 000 KHz	= Ultrahochfrequenzbereich
über	3 000 000 KHz			= Höchstfrequenzbereich.

Abb. 39 zeigt einige Frequenzbereiche von bekannten medizinischen Therapie-Geräten, die mit elektromagnetischen Schwingungen arbeiten.

Über die Wirkungsweise des elektrischen Stromes auf den Organismus schreibt E. HOHMANN in „Elektromedica“ 2/13, Seite 64, sinngemäß, daß Gleichströme und Wechselströme *niedriger Frequenz* elektrochemische Vorgänge und Nervenreizungen hervorrufen, während *hochfrequente Ströme*

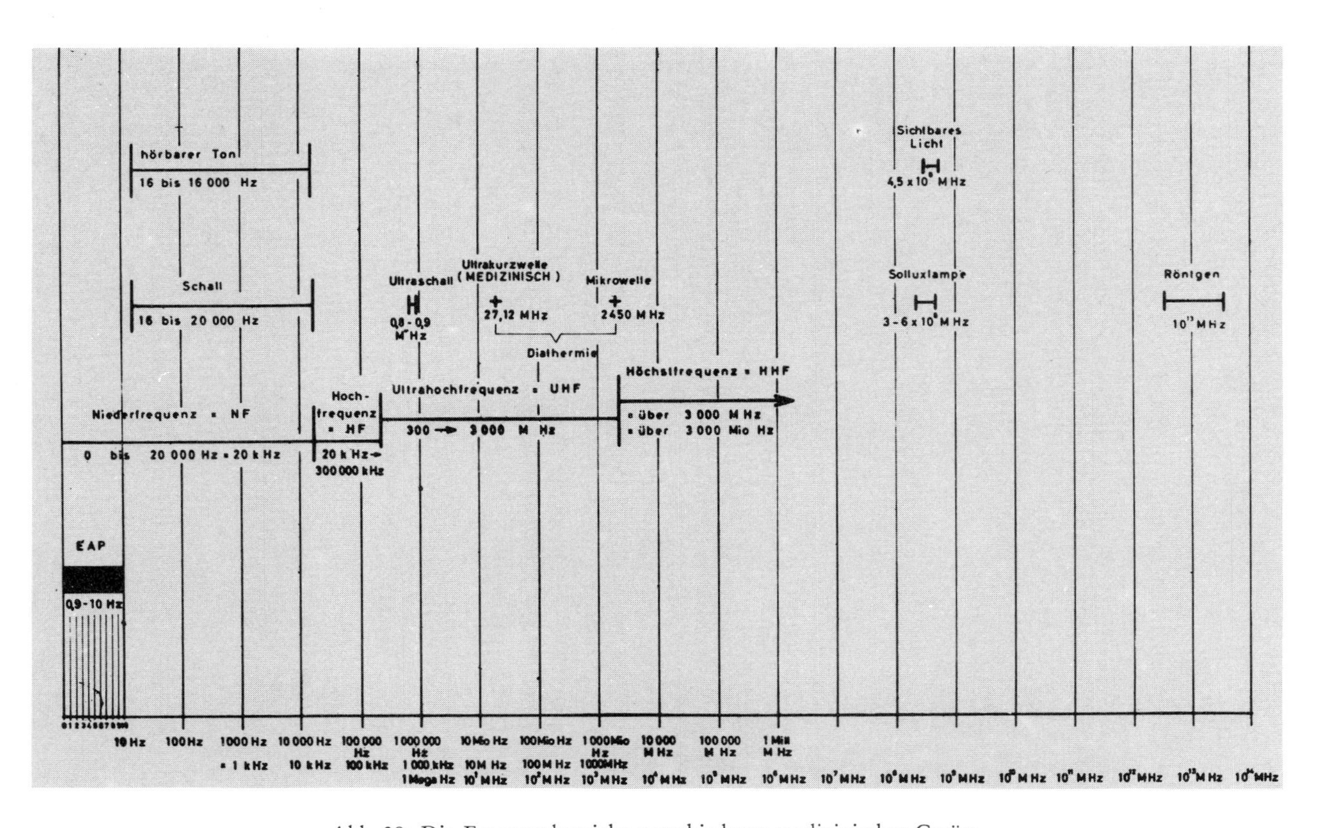

Abb. 39: Die Frequenzbereiche verschiedener medizinischer Geräte

„wegen ausbleibender Elektrolyse und Konzentrationsänderungen in Körperflüssigkeit und Zellinhalt“ ausschließlich eine Erwärmung des Gewebes hervorrufen.

Höchstfrequenzen haben bei gegebener Feldanordnung die Tendenz, an der Oberfläche des Organismus zu fließen und nicht in den Körper einzudringen.

Die Wärmetherapie ist ein uraltes Verfahren in der Medizin, denn durch Wärme werden die Stoffwechselvorgänge gesteigert und die Reaktionsabläufe beschleunigt (vgl. Fieber). Sie hat durch die mit Hochfrequenzen arbeitenden Geräte nur eine moderne Applikationsform erhalten.

Mit den EAP-Geräten will man dagegen ganz bewußt keine Wärmetherapie betreiben, sondern die physikalisch/chemischen und damit letztlich die elektrischen Vorgänge im intra- und extrazellulären Raum steuern.

Es gibt schließlich noch andere Gründe dafür, daß die Elektroakupunktur den Niederfrequenzbereich für ihre Therapie wählte, denn der menschliche Organismus unterliegt vielen Rhythmen. Diese laufen meistens relativ langsam ab:

- Frühling – Sommer – Herbst – Winter (= Rhythmus des Sonnenjahres),
- Menstruationsrhythmus von 28 Tagen,
- Tag – Nacht = 24-Stunden-Rhythmus,
- Maximalzeiten im 2-Stunden-Rhythmus,
- Herzrhythmus mit 72 Schlägen pro Minute,
- Atemrhythmus mit 16 Atemzügen pro Minute u. a.
- wichtige Gehirnströme liegen im Frequenzbereich von 5–10 Hz.

Auch die Erde soll eine Grundfrequenz von 10 Hz haben.

Aus der Literatur ist bekanntgeworden, daß die Russen niederfrequente Ströme für ihre Heilschlafbehandlung verwenden, und das seit Jahren mit gutem Erfolg. So berichtet YSNOGORDKI über die schmerzlindernde Wirkung niederfrequenter Ströme in einer Arbeit mit dem Titel: „Die Impulsströme niederer Frequenz und die Perspektiven ihrer Anwendung für die Präventive der Verschlimmerung der Schmerzen bei radikulärem Syndrom“. Er kommt zu dem Ergebnis, daß sich *niederfrequente Impulsströme zur Schmerzbeseitigung und zur Durchblutungsförderung beim radikulären Syndrom* bewährt haben. Vergleiche: Zentralwissenschaftl. Forschungs-Inst. für Kurotologie und Physiother. Moskau, Arch. f. physik. Therapie 123, 20 (1968).

JUNG, A., und GIERLICH, K., schreiben in einem Aufsatz: „Die kombinierte Anwendung von Ultraschall und Reizströmen“, in der Zeitschrift „Physikalische Medizin und Rehabilitation“, 9. Jahrgang, Seite 257, u. a.

Bekanntlich spielt die Vasomotorik beim Schmerz eine große Rolle. Verschiedene Forscher betonen die starke vasomotorische Aktivität der niederfrequenten Ströme. Diese bewirkt im Applikationsgebiet eine *Gefäßerweiterung* und *Hyperämisierung.* Bei diesen Vorgängen muß auf die Freisetzung von Histamin als Folge des elektrischen Reizes hingewiesen werden.“

Nach Erfahrung der Elektroakupunktur-Ärzte kann eine Gefäßerweiterung und Hyperämisierung jedoch erst erfolgen, wenn die Lymph-Stauung beseitigt ist.

K. WIDMER berichtet über „Elektrotherapie mit niederfrequenten Impuls und wechselweise angewandten Stromformen" in einem Aufsatz der Zeitschrift „Physikalische Medizin und Rehabilitation", 8. Jahrgang, Seite 184 ff.

Auch H. MÜLLER beschreibt die Anwendung einer Impulsfrequenz von 10,0 Hertz bei der *Elektroheilschlaf-Therapie* (vgl. „Physikalische Medizin und Rehabilitation", 9. Jahrgang, Seite 54).

VOLL weist im Buchband 9 des Zentralverbandes der Ärzte für Naturheilverfahren, erschienen 1963 im ML-Verlag, Uelzen, auf Seite 182 darauf hin, daß die Frequenzen im Elektro-Enzephalo-Gramm (EEG) eines Gesunden einen durchschnittlichen Wert von 10 Hz haben. Das gilt für die normalen Alpha-Wellen. Die langsamen Beta-Wellen sollen eine Durchschnittsfrequenz von 4 bis 5 Hz haben, liegen damit also auch im Niederfrequenzbereich.

H. L. KÖNIG, Professor an der TU in München, berichtete auf einer Elektroakupunktur-Tagung sinngemäß, daß man das Wachstum z. B. von Milchsäurebakterien durch Änderung des elektrischen Feldes beeinflussen kann, und zwar sowohl durch Änderung der Spannung als auch durch Änderung der Frequenz. Dabei sollen sich die Niederfrequenzen am günstigsten auf das Wachstum auswirken.

Es lag also nahe, für die Therapie im Rahmen der EAP Niederfrequenzen einzusetzen, und in der Tat zeigten Versuche, daß tiefe Frequenzen einen beachtlichen tonisierenden und spasmolytischen Effekt auf lebendes Gewebe haben, vermutlich weil kranke Gewebe mit ihrem gestörten Stoffwechsel aus bereits erwähnten Gründen auf Niederfrequenzen besonders gut reagieren. Jedenfalls war es reine Empirie, daß die EAP-Geräte mit Puls-Generatoren für den Niederfrequenzbereich von 0,9 bis 10 Hz ausgerüstet wurden.

Die Frequenzschaukel

EAP-Geräte erzeugen Strompulse im Niederfrequenzbereich von 0,9 bis 10 Hz. Je nach Bau der Geräte bzw. Einstellung der Schalter sind 3 verschiedene Therapie-Arten durchführbar:

1. Therapie mit Festfrequenz 10 Hz,
2. Therapie mit organspezifischer Frequenz im Bereich von 0,9 bis 10 Hz oder
3. Therapie mit variabler Frequenz zwischen 0,9 und 10 Hz.

zu 1: Die Therapie mit 10-Hz-Festfrequenz

kann mit allen EAP-Geräten durchgeführt werden. Sie ist erprobt, einfach und unkompliziert. Sie wird daher dem Anfänger empfohlen. 10-Hz-Pulse werden auch zur Reizstrom-Diagnostik bei der odontogenen Herdsuche verwendet. Diese Festfrequenz gilt in der EAP als universell anwendbar.

zu 2: Die Therapie mit spezifischer Frequenz
ist nur mit einigen mittleren und bei allen großen Elektroakupunktur-Geräten durchführbar.

Wenn man mit einer bestimmten organspezifischen Frequenz arbeiten will, muß man am jeweiligen Gerät den Schalter „Hand" betätigen und dann an einem Potentiometer mit der Beschriftung „Frequenzeinstellung" die gewünschte Pulsfrequenz von Hand einstellen.

Der Therapieteil liefert sodann nur die eingestellte Frequenz, z. B. 9 Hz. Bisher sind nur für einige Krankheiten besonders wirksame Frequenzen bekannt. Mehr darüber auf Seite 133.

Insgesamt muß gesagt werden, daß die Therapie mit organspezifischen Frequenzen noch in der Erprobung ist.

zu 3: Die Therapie mit variabler Frequenz
ist nur mit den großen Elektroakupunktur-Geräten durchführbar, da für den automatischen Frequenzdurchlauf der Einbau eines Motors oder eine entsprechende elektronische Schaltung erforderlich ist.

Bei der „Therapie mit variabler Frequenz" wird das Frequenzband von 0,9 bis 10 Hz in etwa 3 Minuten kontinuierlich durchfahren.

Hinweis
Der bisher in der Elektroakupunktur für die Therapie mit variabler Frequenz verwendete Begriff „Wellenschaukel" (WS) ist in diesem Lehrbuch durch „Frequenzschaukel" (FS) ersetzt worden, weil es sich bei der EAP darum handelt, daß eine

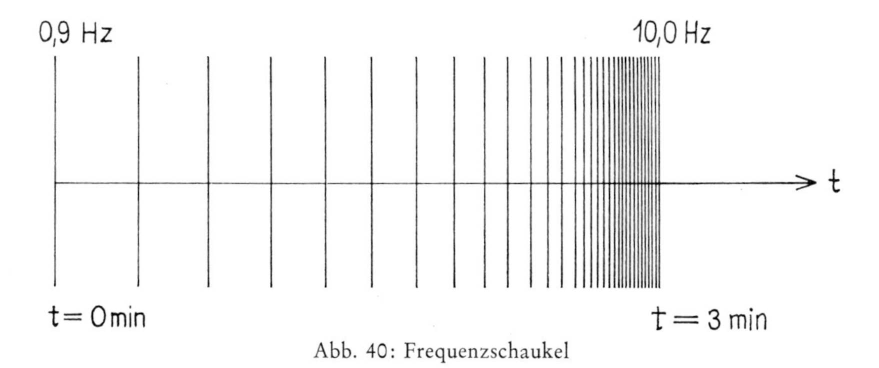

Abb. 40: Frequenzschaukel

Frequenz im Betrage verändert wird. Eine Wellenschaukel wäre identisch mit geschaukelten Amplituden und somit mit einer Amplituden-Modulation vergleichbar.

Die Therapie mit variabler Frequenz hat gegenüber der Anwendung einer Festfrequenz den Vorteil einer größeren therapeutischen Breitenwirkung. Nach VOLL wirken beim laufenden Durchgang der Frequenzen

- die „niedrigen" Bereiche zwischen 0,9 und etwa 4 Hz besonders auf Blut und Lymphe,
- die „mittleren" Bereiche zwischen 4 und 7 Hz vor allem auf das vegetative und periphere Nervensystem und
- die „höheren" Bereiche zwischen 7 und 10 Hz bevorzugt auf die Parenchymgewebe.

KUNZE*) hat die physiologische Wirkung der Frequenzschaukeltherapie als „Gymnastik des Vegetativums" definiert bzw. als Heilreiz, der alle dem Organismus eigenen Frequenzen anspricht und geeignet erscheint, eine Harmonisierung vegetativer Vorgänge auf breiter Front einzuleiten. Man darf daher eine Wirksamkeit in dem Maße erwarten, in welchem vegetative Fehlsteuerungen primärer oder sekundärer Art am jeweiligen Krankheitsbild beteiligt sind.

Mit welcher Frequenz soll man therapieren?

Die Therapie mit einer organspezifischen Frequenz

ist nur angebracht, wenn man für das betreffende Krankheitsbild *die richtige Frequenz* **kennt** und am Gerät einstellen kann. Sie ist die „Scharfschützen-Therapie" für den EAP-Arzt, jedoch ungünstig, wenn man eine falsche Frequenz verwendet.

Die Frequenzschaukel

hat eine große Breitenwirkung auf *verschiedene* Organe und Gewebssysteme. Sie steht aber nur zur Verfügung, wenn man ein großes EAP-Gerät besitzt, und sollte angewendet werden, wenn man für das betreffende Krankheitsbild nicht die richtige gleichbleibende Frequenz kennt. Sie ist die „Schrotschuß-Therapie" der Elektroakupunktur.

Die 10-Hz-Frequenz

ist die Universalfrequenz und wird daher von allen Elektroakupunktur-Geräten geliefert, welche einen Therapie-Teil besitzen. Die Therapie mit 10-Hz-Pulsen ist auch die „Therapie der Wahl", wenn ein Gerät keine Frequenzschaukel besitzt, bzw. wenn man für das betreffende Krankheitsbild die richtige spezifische Frequenz nicht kennt.

---

*) Vortrag von Dr. H. D. KUNZE, Finspang (Schweden). Abgedruckt in Band 7 der „Schriftenreihe des Zentralverbandes der Ärzte für Naturheilverfahren", ML-Verlag, Uelzen, Seite 167.

B. Die verschiedenen Puls-Therapie-Arten

Zur Therapie mit niederfrequenten Strom-Pulsen werden die Elektroakupunktur-Geräte nur als physikalische Therapie-Geräte verwendet. Der Diagnose-Teil der Geräte wird also nicht benutzt.

Je nach Beschaffenheit des EAP-Gerätes erfolgt die Puls-Therapie

- mit 10 Hz,
- mit der Frequenzschaukel oder
- mit einer spezifischen Frequenz.

Als Therapie-Art werden bei der Puls-Therapie unterschieden:

I. das Berollen,

II. das Schraffieren,

III. das Moxen und

IV. das Durchfluten.

Das Berollen

ist eine Flächen-Therapie mit einer als Rolle ausgebildeten Elektrode. Diese wird mit mäßigem Druck auf der Haut langsam hin- und herbewegt und mit Kribbelintensität angewendet. Dadurch wird vor allem der Lymphabfluß verbessert. Das Berollen wird in der Regel nach etwa 15 Minuten beendet.

Beim Schraffieren

behandelt man eine kleine, umschriebene Schmerzzone mit einer Punkt-Elektrode oder mit der kleinen Zahnfleisch-Elektrode, jedoch bewegt man diese schnell hin und her (Schraffieren). Dabei wird die Intensität langsam so weit gesteigert, wie es der Patient toleriert.

Das Schraffieren wird beendet, wenn die Haut deutlich gerötet ist.

Beim Moxen

werden ganz kurze, möglichst starke Stromstöße mit einer Punkt-Elektrode oder mit der kleinen Zahnfleisch-Elektrode auf einen Akupunktur-Punkt oder auf den Locus dolendi gegeben (= Stich ins Vegetativum), wobei man die Punkt-Elektrode nicht bewegt, sondern stillhält.

Dabei wird die Intensität mehrfach herauf- und zurückgedreht bis zu einer Höhe, die vom Patienten gerade noch toleriert wird.

Das Moxen wird nach 3 bis 7 Stromstößen beendet.

Beim Durchfluten

werden erkrankte Körperbereiche mit Puls-Strom von Kribbel-Intensität behandelt. Dazu werden flexible Platten-Elektroden angelegt.

	Berollen	Schraffieren	Durchfluten	Moxen
Elektroden	Roll-Elektrode	Punkt-Elektrode im Testgriffel	Platten-Elektrode oder Vaginal-Elektrode oder Rektal-Elektrode	Punkt-Elektrode im Testgriffel
Kabel-verbindung	Therapie-Kabel	Diagnose-Kabel	Therapie-Kabel	Diagnose-Kabel
Strom-Form	WP oder NP	WP oder NP	WP oder NP oder PP	WP oder NP
Intensität	deutliche Kribbel-Intensität	starke Intensität	angenehme Kribbel-Intensität	stärkste Intensität
Dauer der Therapie	15 Minuten mehrmals täglich	bis Hautrötung eintritt, maximal 10 Minuten	1—2 mal täglich 10—15 Minuten	ganz kurz
Frequenz	Frequenz-schaukel oder 10 Hz	10 Hz	gezielte Frequenz oder Frequenz-schaukel oder 10 Hz	10 Hz

Tab. 7: Vergleich zwischen Berollen, Schraffieren, Moxen und Durchfluten

Merke: Die Therapie-Elektrode wird stets am roten (+) Bananenstecker des Therapie-Kabels angeschlossen.
Rot = Entzündung = Krankheit!

Nachfolgend werden die einzelnen Therapie-Arten ausführlich besprochen.

I. Das Berollen

Die Anwendung von NF-Pulsen mit der Roll-Elektrode wird im EAP-Sprachgebrauch als „Berollen“ bezeichnet (Abb. 41).

- Das Berollen ist in erster Linie eine unspezifische Flächen-Therapie.
- Akupunkturmäßig kann man sich die therapeutische Wirkung des Berollens vielleicht so erklären, daß die Sekundärgefäße im berollten Gebiet zum verstärkten Energieaustausch zwischen den einzelnen Meridianen angeregt werden.

Das überrascht nicht, denn jeder Elektroakupunktur-Arzt weiß, daß nach VOLL der „Schmerz als Hungerschrei der Gewebe nach fließender Energie“ aufgefaßt werden kann. Schmerz wird also primär dort auftreten, wo der Energiefluß gestört oder blockiert ist. Schmerz muß also auch beseitigt werden können, wenn man solche Energiestauungen bzw. Blockaden überbrückt. Das erfolgt mit der Roll-Elektrode, indem man diese mit angemessenem Druck über das schmerzhafte Gebiet rollt und so die

Sekundärgefäße zum Durchfluß der gestauten Energie öffnet. Solche Sekundärgefäße gibt es überall im Körper. Sie verbinden die großen Meridiane und ermöglichen so einen „energetischen Kollateral-Kreislauf", wenn die direkten Meridiane unterbrochen oder sonstwie gestört sind.

Aus obigen Erläuterungen ergeben sich folgende Indikationen für das Berollen:

Ärztliche Indikationen

Arthritiden,
Arthrosen,
Gicht,
Hämatome,
Lymphschwellungen,
Lymphstauungen,
Neuritiden und Neuralgien,
Ödeme,
Spasmen und
Venen-Entzündungen.

Zahnärztliche Indikationen

Dolor post extraktionem,
Dry socket,
Fazialisparese,
Hämatome,
Kiefergelenkbeschwerden,
Kieferklemme,
Parästhesien des Nervus trigeminus,
Parodontopathien,
Parulis und
Schwellungen post operationem.

HNO-ärztliche Indikationen

Kieferhöhlenbeschwerden,
Nebenhöhlen-Erkrankungen und
Otitiden.

Sportärztliche Indikationen

Muskelkrampf,
Tennisarm,
Wadenkrampf u. v. a. m.

Zum Berollen stehen nach Form und Größe verschiedene Rollen zur Verfügung:

- Eine kleine, 4 cm breite zylindrische Roll-Elektrode
- eine große, 8 cm breite Roll-Elektrode
- eine olivenförmige Roll-Elektrode der Firma Jahnke und
- eine olivenförmige bipolare Roll-Elektrode.

Bei der auf Abb. 15 dargestellten und von der Firma Pitterling vertriebenen bipolaren Rolle ist die negative Zylinder-Elektrode isoliert über den Griff der aktiven Roll-Elektrode geschoben worden, so daß der Patient eine Hand frei hat: eine praktische Lösung auch für den Arzt zur Selbstbehandlung.

Generelle Arbeitsrichtlinien für das Berollen

Anschluß der Elektroden

Zum Berollen sind erforderlich:

- 1 inaktive zylindrische Hand-Elektrode,
- 1 Roll-Elektrode und
- 1 Therapie-Kabel mit Sechsfach-Stecker zum Anschluß an das EAP-Gerät.

Die zylindrische Hand-Elektrode wird am schwarzen Bananenstecker des Therapie-Kabels befestigt.

Die Roll-Elektrode ist am roten Bananenstecker anzuschließen.

Merke

Rolle = rot = Rubor = Entzündung = Krankheit!

Der Patient

nimmt die inaktive zylindrische Hand-Elektrode in eine Hand. Mit der anderen Hand faßt er die Roll-Elektrode am isolierten Griff (vgl. Abb. 41).

Das erkrankte Gebiet wird in der Regel vom Patient selbst berollt. Am Rücken muß die Rolle von der Helferin geführt werden, wobei der Patient die zylindrische Hand-Elektrode hält.

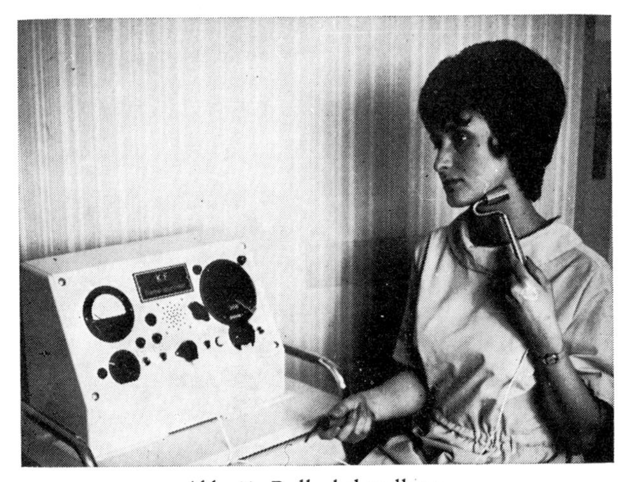

Abb. 41: Rollenbehandlung

Die Rolle soll mit mäßigem Druck über das zu behandelnde Gebiet einschließlich der zugehörigen Lymphknoten und der regionalen Lymphflußbahnen langsam hin- und herbewegt werden.

Im Zentrum der Erkrankung kann man die Rolle zur Verbesserung des Therapie-Erfolges für kurze Zeit anhalten.

Um den Stromübergang von der Rolle zu verbessern, empfiehlt es sich, das zu berollende Hautareal mit Leitungswasser anzufeuchten.

Intensitäts-Einstellung

Der Patient soll die Rolle zuerst auf das zu behandelnde Gebiet halten und nicht bewegen, dabei die Strom-Intensität langsam so weit steigern, bis er ein deutliches, jedoch keinesfalls schmerzhaftes Kribbeln verspürt (vgl. Kribbelintensität auf S. 131). Erst danach soll er das erkrankte Gebiet einschließlich der Abflußbahnen der Blut- und Lymphgefäße berollen.

Reihenfolge

Möglichst zuerst die regionalen Lymphdrüsen, dann die ableitenden Lymphwege und danach das eigentliche Schmerzgebiet berollen, wo in der Regel auch der Lymphstau am stärksten ist.

Die Dauer der Behandlung beträgt 15 Minuten. Die Behandlung kann am gleichen Tag mehrmals wiederholt werden. Zweckmäßig ist es, zwischen die einzelnen Behandlungen wenigstens eine Pause von 60 Minuten einzulegen. Falls eine kräftige Rötung der Haut auftritt, sollte das Berollen vorzeitig beendet werden!

Das Berollen wird an den folgenden Tagen fortgesetzt, bis die Beschwerden beseitigt sind.

E. SCHWARZ, Tübingen, weist in Kursen für Zahnärzte auf folgendes hin:

„Während die in zahnärztlichen Praxen sonst übliche Wärmetherapie mittels Infra-Mikrowellen u. a. im Anschluß an Operationen wegen der Gefahr von thermischen Schäden und Verbrennungen infolge der Injektionswirkung samt der damit verbundenen schlechten Durchblutung kontraindiziert ist, ist im Anschluß an Operationen die Berollungstherapie mittels Strompulsen nützlich und sehr erwünscht! Sie bringt erstaunliche Heilerfolge und mindert Nachschmerzen und Schwellungen ganz wesentlich ohne jede sonstige Schädigung.

Durch die – durch die Rollenbehandlung ausgelösten – erstaunlichen Heilreaktionen des Körpers werden bei operativen Eingriffen Antibiotika und Sulfonamide oder Tetracycline u. a. weitgehend überflüssig. Post operationem wird die Durchblutung wesentlich gefördert, ohne Nachblutungen zu provozieren. Durch Zugabe von speziellen, möglichst biologischen Medikamenten kann eine Verstärkung des Therapie-Erfolgs und auch eine Verbesserung der Eindringtiefe von Medikamenten bewirkt werden.“

Hinweis für das Berollen im Orbitalbereich

Wechsel-Pulse reizen den Nervus opticus und verursachen in den Augen frequenzabhängige „Lichtblitze“, die sehr unangenehm sein können. Gleichgerichtete Pulse stören sehr viel weniger, verbessern aber den Lymphfluß nicht so intensiv wie wechselgerichtete Pulse.

Im praktischen Gebrauch sind für das Berollen am Körper, im Gesichtsbereich und im Orbitalbereich Unterschiede zu beachten, die aus nachfolgender Zusammenstellung ersichtlich sind:

	am Körper	im Gesichtsbereich	im Orbitalbereich
Intensität	stärkere Kribbelintensität	schwächere Kribbelintensität	schwache Kribbelintensität
Therapie-Dauer	15 Minuten	10—15 Minuten	10 Minuten
Stromform	WP oder NP	WP oder NP	PP
Frequenz	FS oder 10 Hz oder organspezifische Frequenz	FS oder 10 Hz oder organspezifische Frequenz	10 Hz oder organspezifische Frequenz

Tab. 8

II. Das Schraffieren

Das Schraffieren eignet sich vorzüglich zur Schmerzbehandlung, wenn sich der Schmerz auf kleine, exakt begrenzte Stellen erstreckt. In diesen Fällen wird der Schmerz meistens durch Energieblockaden bzw. Lymphstauungen verursacht.

Zur Therapie wird beim Schraffieren mit *starker* Intensität und mit einer Punkt-Elektrode (vgl. Abb. 24) gearbeitet, die in den Testgriffel eingeschraubt wird. Da der Testgriffel nur am Diagnose-Kabel anzuschließen ist, muß für die Therapieform des Schraffierens ausnahmsweise das Diagnose-Kabel verwendet werden.

Sofern vorhanden, kann zum Schraffieren auch die kleine Zahnfleisch-Rolle benutzt werden, welche die Firma Pitterling liefert. Als Gegen-Elektrode bekommt der Patient eine zylindrische Messing-Elektrode in die Hand. **In hartnäckigen Fällen kann man die Stromintensität dadurch erhöhen, daß man anstelle der inaktiven Hand-Elektrode eine Roll-Elektrode verwendet und diese am Rande des Schmerzgebietes aufdrückt.** Auf diese Weise sind die Stromwege kürzer, und der Körper empfindet den Strom weniger schmerzhaft, als wenn der Strom über die sensible Hand fließen muß.

Am Gerät sind einzustellen:

- „Therapie",
- 10 Hz, jedoch keine organspezifische Frequenz oder Frequenzschaukel,
- Wechsel-Pulse bzw. „Aufbau" an älteren Geräten oder negative Pulse und
- anfangs geringe Intensität.

Darauf wird der Testgriffel bzw. die kleine Zahnfleisch-Rolle mit leichtem Druck über dem schmerzhaften Gebiet hin- und herbewegt (Schraffieren) und dabei die Intensität immer weiter gesteigert, bis der Patient das Kribbeln gerade noch ertragen kann.

Wichtiger Hinweis!

Das Schraffieren sollte nur vom Arzt/Zahnarzt durchgeführt werden! Zum Schraffieren benötigt man in der Regel höhere Leistungen, wie sie nur von den größeren Geräten zur Verfügung gestellt werden.

Dauer des Schraffierens

Das Schraffieren wird so lange durchgeführt, bis die Haut rot geworden ist bzw. der Schmerz abklingt, insgesamt jedoch nur einige Minuten.

Das Schraffieren kann mehrmals täglich wiederholt werden. „Wandert" der Schmerz als Folge des Schraffierens, dann soll der Schmerz „verfolgt" werden! Grundsätzlich soll man sich beim Schraffieren von der Schmerzempfindung des Patienten leiten lassen.

Schraffieren ist bei Patienten mit Kreislaufbeschwerden und bei Patienten mit Herzschrittmachern kontraindiziert!

III. Das Moxen

Das Moxen ist eine uralte Therapieform der chinesischen Akupunktur-Ärzte, wobei man Kräutermischungen auf Akupunktur-Punkten abbrannte.

In der EAP reizt man erkranktes und nicht genügend reaktionsfähiges Gewebe statt dessen durch kurze, jedoch sehr starke Strom-Stöße. Dazu wird eine 3-mm-Kugel-Elektrode in den Testgriffel eingeschraubt und auf den Locus dolendi gesetzt. Als Gegen-Elektrode dient entweder eine kleine Roll-Elektrode, welche neben oder auf der Gegenseite des Locus dolendi aufgesetzt wird, oder man benutzt eine zylindrische Hand-Elektrode, welche man dem Patienten in die Hand gibt.

Zum Moxen werden am EAP-Gerät eingestellt:

- 10 Hz;
- „Hand", jedoch nicht „Frequenzschaukel";
- „Aufbau" = NP oder WP;
- Dauertherapie und
- anfangs eine Intensität, welche der Patient gerade wahrnehmen kann.

Zum Moxen selbst wird dann der Drehknopf für die Intensitätseinstellung mehrmals nacheinander ganz schnell maximal herauf- und ebenso schnell wieder heruntergedreht.

Die Strom-Moxen können mehrmals täglich gesetzt werden.

Wichtig!

Bei der Kürze des Stromstoßes muß unbedingt mit 10 Hz gemoxt werden. Es ist wenig sinnvoll, eine Moxe mit 1 oder 2 Hz zu geben. Auch sollte der Patient vor dem Moxen dahingehend aufgeklärt werden, daß der Stromstoß sehr unangenehm sein kann.

Bei empfindlichen Patienten

kann man die Intensität zuerst niedrig dosieren und dann von Moxe zu Moxe steigern. Auf diese Weise werden schließlich auch starke Stromstöße toleriert.

Moxen ist bei Patienten mit Kreislaufbeschwerden und bei Patienten mit Herzschrittmachern kontraindiziert!

IV. Das Durchfluten

Zum Durchfluten verwendet man flexible Platten-Elektroden und/oder Spezial-Elektroden mit dem Ziel, die Strompulse bestmöglich durch die zu therapierenden Körperbereiche fließen zu lassen.

Mit Durchfluten erreicht man therapeutisch vor allem eine Verbesserung des Lymph- und Blutdurchflusses und infolgedessen eine lokale Verbesserung der Gewebsernährung. Im Vergleich dazu stellt das „Berollen“ mehr eine flächenförmige Reiztherapie dar, mit der Energieblockaden gelöst bzw. überbrückt werden.

Gerade das „Durchfluten“ als Lokalbehandlung zeigt den Unterschied zu bisher üblichen Methoden:

Einige Ärzte legen z. B. bei Schwellungen Eisbeutel auf, um so den bei Entzündungen üblichen vermehrten Blutzufluß zu bremsen.

Andere Ärzte applizieren beim gleichen Krankheitsbild Wärme, um dadurch aktiv frisches Blut heranzuführen und so den Heilungsprozeß zu fördern.

Elektroakupunkteure dagegen bringen durch lokale Behandlung mit niederfrequenten Pulsen den Lymph- und Kapillarfluß in Gang. Durch die dadurch erreichbare Entquellung des Gewebes werden Spasmen beseitigt und Platz geschaffen, daß wieder frisches Blut in der richtigen Menge nachströmen kann.

Als Erfolg einer Durchflutungsbehandlung haben Patienten z. B. nach kieferchirurgischen Eingriffen:

- wenig oder keine Nachschmerzen,
- zerfällt das Blutkoagulum der Wunde nur selten,
- kann man durch Verbesserung der lymphatischen Abwehr auf Antibiotika und Sulfonamide weitgehend verzichten,

- können Blutungen leichter zum Stehen gebracht werden,
- ist eine Verkürzung der anästhetischen Wirkung von lokal angewandten Injektionsmitteln unverkennbar; post operationem verbessert das die Durchblutung der Gewebe, ohne zu stören,
- werden Ödeme und Hämatome weitgehend vermieden, wenn man die Puls-Behandlung unmittelbar im Anschluß an operative Eingriffe örtlich anwendet.

Zum „Durchfluten" stehen Platten in 4 Größen zur Verfügung. Sie sind flexibel und lassen sich daher gut adaptieren.

Um den Stromdurchfluß zu verbessern, werden Überzüge mitgeliefert, die vor dem Auflegen anzufeuchten sind. Es genügt aber auch, wenn man etwas Zellstoff anfeuchtet und diesen zwischen die Platten-Elektroden und das zu behandelnde Hautareal legt. Werden die Platten-Elektroden vom Patienten mit der Hand angedrückt, muß man ein Plastik-Tuch zwischen Hand und Platten-Elektroden legen, damit der Strom nicht über die Hand abfließen kann. Sicherer und besser ist es, wenn man über die Hand, mit der die flexible Platten-Elektrode gehalten wird, einen Gummihandschuh zieht. Beim Kauf im Sanitätsgeschäft zweckmäßig die größte Nummer verlangen!

Anstelle von Gummihandschuhen kann man auch Einmal-Plastikhandschuhe verwenden. Die von der Firma „Hartmann" herausgebrachten Einmal-Handschuhe sind reißfest, hygienisch und preiswert.

Gelegentlich lassen sich die flexiblen Platten-Elektroden auch mit einem Knopfband (wie es für EKG-Elektroden geliefert wird) fixieren.

Zum Anschluß der Platten-Elektroden wird das Therapiekabel verwendet. Nach jedem Durchfluten

- müssen die Platten-Elektroden sterilisiert werden;
- sind die von der Firma Kraiss und Friz gelieferten Überzüge zu waschen und zu sterilisieren,
- wirft man die Einmal-Handschuhe weg.

Therapie-Hinweise für das Durchfluten mit Platten-Elektroden

- Die zu behandelnde Körperoberfläche muß mit der Platten-Elektrode ganz bedeckt sein. Also passende Größe verwenden.
- Flexible Platten-Elektroden müssen so angelegt werden, daß man Reizungen der Haut an den Kanten der flexiblen Platten (Elmsfeuer-Effekt) vermeidet. Daher zwischen Metall-Platte und Körperoberfläche ein angefeuchtetes Leinentuch oder eine *angefeuchtete* dünne Zellstoffschicht legen, die *größer* ist als die Platten-Elektrode.
- Die Befestigung der Platten mit einer elastischen Binde ist unzweckmäßig, weil diese den Strom ableitet, wenn sie feucht wird.
- Es ist darauf zu achten, daß sich die Platten nicht berühren.

Beim Durchfluten für eine Thrombosebehandlung darf übrigens die Stromrichtung nicht plötzlich von NP auf PP gewechselt werden, weil sich dadurch unter Umständen ein Thrombus lösen könnte.

Die Durchflutungs-Dauer

beträgt in der Regel 15 Minuten. Das Durchfluten kann mehrmals täglich durchgeführt werden. Zwischen den einzelnen Behandlungen sollte wenigstens 1 Stunde Pause sein.

Die Intensität

sollte langsam gesteigert werden, bis der Patient ein leichtes Kribbeln verspürt.

Sollte sie während der Behandlung schmerzhaft werden, ist das ein gutes Zeichen dafür, daß die vorher gestörte Lymphe zum Fließen kommt.

Um eine Überdosierung zu vermeiden, *muß* der Patient in diesem Fall die Intensität drosseln, bis das Kribbeln wieder angenehm ist.

Die Frequenz

Wenn eine organspezifische Frequenz für die beabsichtigte Therapie bekannt ist, soll diese verwendet werden.

Ist eine geeignete organspezifische Frequenz nicht bekannt, sollte man mit der Frequenzschaukel arbeiten. Besitzt man ein EAP-Gerät, welches über keine Frequenzschaukel verfügt, sind 10 Hz zu verwenden.

Die Anwendung der verschiedenen Elektroden

Nachfolgend soll aufgezeigt werden, wie man die verschiedenen flexiblen Platten-Elektroden und die Spezial-Elektroden miteinander kombinieren kann, damit die erkrankten Gewebsbezirke, Organe oder Körperareale *gezielt* durchflutet werden.

Der Arzt/Zahnarzt ist gehalten, *vorher* zu überlegen, was er bewirken will und danach seine Therapieanordnungen treffen. Seinen ärztlichen Intuitionen sind um so weniger Grenzen gesetzt, je besser er sein medizinisches Grundlagenwissen und das Spezialwissen seines Fachgebietes parat hat.

Durchfluten mit 2 ungleich großen Platten-Elektroden

Diese Therapieform wird bei akuten Erkrankungen bevorzugt.

Zum Durchfluten mit 2 ungleich großen Platten-Elektroden dient die kleinere als *Therapie-Elektrode* und wird daher *am roten* (= positiven) Bananenstecker des Therapiekabels angeschlossen.

Entsprechend wird die größere Platten-Elektrode als inaktive (= negative) Elektrode verwendet und mit dem schwarzen Bananenstecker verbunden.

Die positive und am roten Bananenstecker angeschlossene Platte soll möglichst klein, aber doch so groß gewählt werden, daß sie den gesamten Therapiebereich ganz bedeckt!

Die inaktive Platte muß möglichst groß gewählt werden. Dadurch wird der Stromdurchfluß im Bereich der kleinen Therapie-Elektrode verdichtet.

Die Elektroden sind so anzulegen, daß die Stromwege im Körper so kurz wie möglich werden!

Beispiele für das Durchfluten mit 2 ungleich großen Platten-Elektroden:

a) Es soll ein Abszeß an der Außenseite des rechten Oberschenkels zum Reifen gebracht werden. Dazu wird eine möglichst kleine Platte, die jedoch den ganzen Abszeßbereich bedecken muß, unter Zwischenlage von angefeuchtetem Zellstoff auf den Abszeß gelegt und mit dem roten Bananenstecker des Therapiekabels verbunden. Als Gegen-Elektrode wird eine möglichst große Platten-Elektrode gegen die Innenseite des rechten Oberschenkels gedrückt.

b) Bei einer Parulis gehört die kleine Platte als aktive Elektrode auf das erkrankte Gebiet und die große Platte auf die abführenden Lymphwege im seitlichen Halsbereich.

c) Bei einer Masseter-Myalgie wird die kleine Platte auf den Masseter gelegt und die große Platte am Oberarm der erkrankten Seite befestigt.

Durchfluten mit 2 gleich großen Platten-Elektroden

Braucht man keine besondere Konzentration der Strompulse im erkrankten Gebiet, sondern eine *gleichmäßige* Durchflutung, so verwendet man 2 gleich große Platten-Elektroden.

Diese Therapieart ist besonders geeignet bei chronischen Erkrankungen und hat sich bewährt bei

chronischen Kopfschmerzen,
chronischen Wirbelsäulenbeschwerden,
Costen-Syntrom,
Migräne,
Parodontopathien,
Thrombosen und
Venenerkrankungen.

Auch bei *beidseitigen* Kiefergelenkbeschwerden wird das Durchfluten mit 2 gleich großen Platten-Elektroden als zusätzliches Therapeutikum angewendet.

Die aktive, positive Elektrode am roten Bananenstecker wird auf dem erkrankten Gebiet fixiert, während die inaktive Elektrode (schwarzer Bananenstecker) auf der Gegenseite befestigt wird.

Kurze Stromwege sind besser als lange!

Anwendungsbeispiele:

a) Zur Unterstützung einer Parodontose-Behandlung werden 2 mittlere, gleich große Platten-Elektroden angeschlossen und auf beide Wangen gedrückt. Dadurch wird das gesamte Kiefergebiet *gleichmäßig* auf kürzestem Weg durchflutet.

Da eine gezielte Paradontose-Frequenz noch nicht bekannt ist, wird am Elektroakupunktur-Gerät die „Frequenzschaukel" oder 10 Hz eingestellt.

b) Auch zur Kopfschmerzbehandlung werden 2 gleich große Platten-Elektroden verwendet, sofern der Kopfschmerz unklarer Genese ist und nicht als Begleitsymptom bestimmter Erkrankungen gedeutet werden kann. Zur Behandlung soll der Patient ruhig und entspannt auf einer Couch liegen.

Stirn und Nacken sind anzufeuchten, desgleichen die Überzüge der beiden Platten-Elektroden. Darauf wird die am roten Bananenstecker des Therapiekabels befestigte Platte auf die Stirn gelegt und die Gegen-Elektrode unter den Nacken geschoben. Therapiert wird bei Kopfschmerz bzw. Migräne mit 9–10 Hz.

Durchfluten mit einer Platten-Elektrode in Kombination mit einer Hand-Elektrode

Mit dieser Kombination ereicht man z. B. eine wirkungsvolle Durchflutung des ganzen linken Armes, wenn man dem Patienten die inaktive Messing-Elektrode in die linke Hand gibt und die flexible Platten-Elektrode an der linken Schulter anlegt.

Zur Therapie wird die inaktive zylindrische Hand-Elektrode am schwarzen (negativen) Bananenstecker angeschlossen. Die zur Therapie dienende flexible Platten-Elektrode muß am roten Bananenstecker angeschlossen werden!

Durchfluten mit einer Platten-Elektrode in Kombination mit einer Fuß-Elektrode

Diese Anwendung ist z. B. vorteilhaft zur Durchflutung des rechten Beines bei Krampfadern, wenn der Patient den rechten Fuß auf die angefeuchtete Fuß-Elektrode stellt und die flexible Platten-Elektrode mit der Hand gegen das Krampfadergebiet drückt. Damit der Strom nicht über die Hand abfließen kann, muß über die haltende Hand ein Gummihandschuh oder ein Plastikhandschuh gezogen werden.

Zur Therapie wird der schwarze Bananenstecker des Therapiekabels mit der Fuß-Elektrode verbunden. Die flexible Platten-Elektrode kommt an den roten Bananenstecker.

Durchfluten mit einer Platten-Elektrode in Kombination mit einer Rektal-Elektrode

Die Anwendung der Rektal-Elektrode ist indiziert bei Erkrankungen des Rektum, der Prostata oder der Samenblase.

Zur Therapie muß die vergoldete Rektal-Elektrode am roten Stecker (+) des Therapiekabels angeschlossen und vorsichtig eingeführt werden. Leichtes Einfetten der Rektal-Elektrode ist zweckmäßig.

Die flexible Platten-Elektrode verwendet man in diesem Fall als Gegen-Elektrode. Sie wird daher am schwarzen Bananenstecker des Therapiekabels befestigt und auf den Unterbauch gedrückt oder in der Gegend des Kreuzbeines fixiert – stets so, daß der Therapiestrom das zu behandelnde Organ auf dem kürzesten Weg durchfluten kann.

Beachte

Die Rektal-Elektrode kann auch als inaktive Gegen-Elektrode verwendet werden, z. B. für die Behandlung von Hüftgelenk, Kreuzbein usw. In diesem Fall muß die Rektal-Elektrode am schwarzen (—) Bananenstecker angeschlossen werden. Die nunmehr als Therapie-Elektrode dienende Platten-Elektrode wird auf das Hüftgelenk bzw. Kreuzbein gelegt und am roten Bananenstecker angeschlossen!

Durchfluten mit einer Platten-Elektrode in Kombination mit einer Vaginal-Elektrode

Diese gynäkologische Anwendung der Puls-Therapie wird seit Jahren mit Erfolg angewendet. Näheres darüber vgl. Buchband 9 der „Schriftenreihe des Zentralverbandes der Ärzte für Naturheilverfahren“, erschienen im ML-Verlag, Uelzen.

Zur Therapie wird die verchromte Vaginal-Elektrode vorsichtig in die Vagina eingeführt und als Gegen-Elektrode eine Platten-Elektrode ins Kreuz gelegt.

Als organspezifische Frequenz wird für die Myombehandlung 2,5 Hz angegeben.

Die Vaginal-Elektrode steht in 3 verschiedenen Größen zur Verfügung.

Vom Hersteller die THE-Ki-Gerätes (welches bekanntlich keinen Diagnoseteil besitzt) wird das Durchfluten

a) mit 2 Hand-Elektroden oder
b) mit 2 Fuß-Elektroden oder
c) kombiniert mit einer Hand- und einer Fuß-Elektrode

für den Zahnarzt und für sein Personal unter anderem empfohlen als Mittel der Wahl zwecks Energiezuführung bei

Abgespanntheit,
Müdigkeit,
Nervosität,
Überarbeitung sowie
zur Behandlung von Fuß- und Beinbeschwerden aller Art.

Der Prospekt geht davon aus, daß in allen Fällen Energie zugeführt werden müsse. Das ist jedoch nicht der Fall. Außerdem kommt man bei den angegebenen Indikationen schneller zum Erfolg, wenn man mit einem EAP-Gerät (welches Diagnose- **und** Therapieteil besitzt) zuerst den Leitwert mißt und anschließend auf den Normbereich ausgleicht, wie das auf Seite 147 dieses Buches eingehend beschrieben ist.

Das Durchfluten mit Hand- und Fuß-Elektroden unter Leitwert-Kontrolle ist zudem weitaus sicherer, weil man durch einfache Messungen Über- und Unterdosierungen vermeiden kann.

Bei plötzlich auftretender Ohnmacht

(mit langsamem und weichem Puls) kann man neben den üblichen Maßnahmen zusätzlich auch das Durchfluten mit 2 Hand-Elektroden anwenden.

Dazu werden dem Patienten 2 zylindrische Hand-Elektroden mit einer Mullbinde in die leicht angefeuchteten Hände eingebunden und therapiert mit
mittlerer Intensität bzw. mit
Kribbel-Intensität, wenn der Patient ansprechbar ist.
Ferner wird mit
negativen Pulsen gearbeitet.

C. Indikationsliste für die Anwendung der verschiedenen Elektroden

Bei der Anwendung der Elektroden sollte man folgende Hinweise beachten:

- *Hand-Elektroden* gibt man dem Patienten in der Regel in die leicht angefeuchtete Hand. Der Patient soll sie fest, jedoch nicht verkrampft umfassen.
- *Fuß-Elektroden* sollte man vor Gebrauch leicht anwärmen, indem man sie kurz mit der Metallseite auf die Heizung legt. Man kann aber auch eine Lage Verbandsmull, welcher in heißes Wasser getaucht wird, auf die Fuß-Elektroden legen und der Patient stellt darauf seine Füße. Bei empfindlichen Patienten legt man über die Füße ein Frotteehandtuch, damit die Beine bei länger dauernder Therapie nicht auskühlen.
- Bei der *Roll-Elektrodenbehandlung* verwendet man die für die betreffende Körperregion zweckmäßigste Form der Rolle (vgl. Seite 73):
  4-cm-Rolle (Firma Kraiss und Friz),
  8-cm-Rolle (Firma Kraiss und Friz),
  olivenförmige Rolle (Firma Jahnke) oder
  bipolare Rolle (Firma Pitterling).
- *Platten-Elektroden* gibt es in verschiedenen Größen. Sie werden in einen Stoffüberzug gesteckt, welcher mit körperwarmem Wasser angefeuchtet wird. Platten-Elektroden werden mit einer Hand auf die zu behandelnde Stelle gedrückt. Damit der Therapiestrom nicht über diese Hand abfließen kann, wird über die Haltehand ein Gummi- oder Plastikhandschuh gezogen.

Um den Stromübergang von der Elektrode auf die Haut zu verbessern, kann man das zu behandelnde Hautareal leicht anfeuchten.

Hinweis

Die nachfolgende Tabelle ist alphabetisch nach Indikationen geordnet. Die Angaben stammen von Dr. CLAUS, Hanau; Dr. NOESKE, Frankfurt a. M.; und Dr. VOLL, Plochingen. Sie sollen als *vorläufige* Therapiehinweise gelten und bedürfen einer weitergehenden Überprüfung.

Indikation	Frequenz in Hz	Aktive Elektrode am roten Stecker (+)	Passive Elektrode am schwarzen Stecker (—)	Bemerkungen
Abszeß	1,7	Platten-Elektrode auf den Abszeß legen	Hand-Elektrode in die Hand auf der Abszeß-Seite	Platten-Elektrode so groß wählen, daß Abszeß ganz bedeckt ist
Angina	9,45	Platten-Elektrode auf die Halsseite mit den stärkeren Beschwerden	Platten-Elektrode auf die gegenüberliegende Halsseite	Hals quer durchfluten
Angina pectoris	9,45	Platten-Elektrode ggf. mit Magnesiumchlorid-Lösung anfeuchten und auf die Herzgegend legen	Platten-Elektrode auf den Rücken	Elektrophorese-wirkung!
Angst	5,8	eine Hand-Elektrode in die linke Hand	eine Hand-Elektrode in die rechte Hand	
Arteriosklerose	3,3	bei erhöhtem Blutdruck mit langem, harten Arteriengeräusch, welches man in der Ellenbeuge bei der Blutdruckmessung hört. Wenn dieses Geräusch verschwindet und sich der Blutdruck senkt, ist dies ein Zeichen dafür, daß sich der Spasmus durch die Behandlung gelöst hat und die Behandlung beendet werden kann.		
Arthritis	9,6	eine Platten-Elektrode an der Vorder- oder Außenseite des Gelenkes anlegen	die Gegen-Elektrode an der Hinter- oder Innenseite des Gelenkes anlegen	
Arthritis der Fußgelenke	9,6	Fuß-Elektrode unter den Fuß mit den stärkeren Beschwerden	Fuß-Elektrode unter den anderen Fuß	
Blasenbeschwerden	9,4	Fuß-Elektrode unter den Fuß der Seite mit den stärkeren Beschwerden	Fuß-Elektrode unter den anderen Fuß	

Indikation	Frequenz in Hz	Aktive Elektrode am roten Stecker (+)	Passive Elektrode am schwarzen Stecker (—)	Bemerkungen
Bronchitis	9,4	Hand-Elektrode	Hand-Elektrode	
Bluterguß	2,5	wie bei Prellungen		
Zirkulationsstörungen	9,4	bei Störungen in den Beinen beide Fuß-Elektroden, bei Störungen in den Armen beide Hand-Elektroden nehmen oder eine feuchte inaktive Platten-Elektrode auf den Nacken legen und mit Spezialkabel 2 gekuppelte Röhren-Elektroden als aktive Elektroden in beide Hände nehmen (Drei-Elektroden-Behandlung)		
Dystrophia adiposogenitalis	4,0	Hand-Elektrode	Hand-Elektrode	ggf. Seiten wechseln
Dystrophia vegetative	2,5	Hand-Elektrode	Hand-Elektrode	ggf. Seiten wechseln
Dysmenorrhö	3,5 +4,9	Hand-Elektrode	Hand-Elektrode	sedative Wirkung!
Dysmenorrhoische Blutung	4,0	Hand-Elektrode	Hand-Elektrode	
Endokrine Störungen	9,45	Hand-Elektrode	Hand-Elektrode Funktionsstörungen der Nebenniere Funktionsstörungen der Schilddrüse	
	9,5		Funktionsstörungen der Keimdrüsen Funktionsstörungen der Hypophyse klimakterische Beschwerden	
Ekzeme	9,2	bei generalisiertem Ekzem gekoppelte Hand- und gekoppelte feuchte Fuß-Elektroden, es werden also insgesamt 4 Elektroden mit 2 Spezialkabeln angelegt zur Ganzkörperdurchflutung (Vier-Elektroden-Behandlung)		

Indikation	Frequenz in Hz	Aktive Elektrode am roten Stecker (+)	Passive Elektrode am schwarzen Stecker (—)	Bemerkungen
Erythema nodosum	9,4	Fuß-Elektrode	Fuß-Elektrode	
Furunkulose	1,7	Hand- oder Fuß-Elektroden bei Extremitätenfurunkel zur Durchflutung als aktive Elektrode angefeuchtet auf den Furunkel legen; als inaktive Hand- oder Fuß-Elektrode verwenden		
Gallenblasen-Dystonie	2,65	Hand-Elektrode	Hand-Elektrode	
Gelenkmobilisierung	9,6	vgl. Arthritis		
Gelenkschmerzen infolge Gicht	9,4	Elektroden anlegen wie bei Zirkulations-Störungen		
Heiserkeit	9,5	Platten-Elektrode auf den Kehlkopf	Platten-Elektrode in den Nacken	
Hochdruck		Hand-Elektrode	Hand-Elektrode	
	6,0	*Systolischer Hochdruck:* Hypertonie und Extrasystolen		
	9,2	*diastolischer Hochdruck:* Nierenschäden, Diabetes und chronische Ekzeme		
	9,4	*spastischer Hochdruck*		
Hypertonie arteriosklerotisch	3,3	Hand-Elektrode	Hand-Elektrode	
Hypertonie diastolisch	9,2	Hand-Elektrode	Hand-Elektrode	

Indikation	Frequenz in Hz	Aktive Elektrode am roten Stecker (+)	Passive Elektrode am schwarzen Stecker (—)	Bemerkungen
Hypertonie klimakterisch	9,5	Hand-Elektrode	Hand-Elektrode	
Hypertonie spastisch	9,45	Hand-Elektrode	Hand-Elektrode	
Ischias	9,7	a) bei einseitigem Ischias: 1. aktive Fuß-Elektrode, wenn die neuritischen Beschwerden am Unterschenkel und Fuß sind, passive Platten-Elektrode auf Oberschenkelrückseite 2. aktive Platten-Elektrode über Wirbelsäule in der Lumbalgegend, wenn die lumbalen Anteile des Ischiadicus betroffen sind. Fuß-Elektrode als passive Elektrode b) bei beiderseitigem Ischias aktive Fuß-Elektroden, inaktive Platten-Elektroden auf die Lumbalgegend zur Längsdurchflutung beider Extremitäten		
Knochenhautentzündung	2,65	Platten-Elektrode auf die Entzündungsstelle	Hand- oder Fuß-Elektrode je nach Sitz der Periostitis	
Laryngitis	9,5	Platten-Elektrode auf den Kehlkopf	Platten-Elektrode in den Nacken	
Menses, Blutung verstärkt	2,5	Vaginal-Elektrode	Fuß-Elektrode oder Hand-Elektrode	
Migräne	9,5	Platten-Elektrode auf die Stirn	Platten-Elektrode in den Nacken	
Müdigkeit	2,2	2 miteinander verbundene Hand-Elektroden	2 miteinander verbundene Fuß-Elektroden	also Vier-Elektroden-Behandlung
Muskelkrampf	6,8	Durchfluten mit Hand- oder Fuß-Elektroden je nach Sitz der betroffenen Muskelpartien		

Indikation	Frequenz in Hz	Aktive Elektrode am roten Stecker (+)	Passive Elektrode am schwarzen Stecker (—)	Bemerkungen
Myom	2,5	Fuß-Elektrode auf der Myomseite oder Vaginal-Elektrode	Fuß-Elektrode auf der Gegenseite Platten-Elektrode ins Kreuz legen	
Nackensteifigkeit	9,4	Platten-Elektroden wie bei Zirkulationsstörungen *oder* Roll-Elektrode zum Berollen der Myalgien	Hand-Elektrode	
Ödeme	2,5 +9,4	Hand- oder Fuß-Elektroden zum Durchfluten		
Otosklerose	9,2	Hand-Elektroden, eventuell zusätzlich 3,3 Hz geben, wenn kombiniert mit Arteriosklerose, oder aktive Gehörgangs-Elektrode und inaktive Hand-Elektrode auf der gleichen Seite		
Pankreasstörungen	4,0	Hand-Elektrode	Hand-Elektrode	
Parästhesien in den Händen	9,4	wie bei Zirkulationsstörungen		
Parästhesien in den Beinen	9,4	mit Roll-Elektroden das parästhetische Gebiet berollen	Fuß-Elektrode	
Paresen	9,4	mit Roll-Elektrode das Gebiet der Parese behandeln	Hand- oder Fuß-Elektrode	
Phlebitis	10,0	aktive Elektrode auf die entzündlichen Venen und inaktive Fuß-Elektrode zur Längsdurchflutung oder inaktive Elektrode auf der gegenüberliegenden Seite zur Querdurchflutung oder oberhalb des Endes der Venenentzündung zur Schrägdurchflutung.		

Indikation	Frequenz in Hz	Aktive Elektrode am roten Stecker (+)	Passive Elektrode am schwarzen Stecker (—)	Bemerkungen
Phlebitis	10,0	*Beachte* Während einer Behandlungsserie darf die Lage der Elektroden nicht gewechselt werden, immer gleiche Stromrichtung benützen, sonst evtl. Emboliegefahr!		
Polyarthritis chronica	9,6	Elektroden wie bei Arthritis anlegen		
Prellungen	2,5	Hand-Elektroden oder Fuß-Elektroden zur Längsdurchflutung oder je zwei feuchte Elektroden zur Querdurchflutung des geprellten Gebietes. Bei Sprungsgelenkprellungen Längsdurchflutung, wobei man eine Fuß-Elektrode und eine Platten-Elektrode oberhalb des Gelenkes quer zum Unterschenkel auflegt		
Prostata	9,4	Rektal-Elektrode	Platten-Elektrode über Blasengegend *oder* Fuß-Elektrode	
Regelblutungen verstärkt	2,5	Vaginal-Elektrode	Hand- oder Fuß-Elektrode	
Rheumatische Beschwerden	9,6	Roll-Elektrode auch bei Narben- und Schultersteifheit, Bechterew und Osteochondrose der Halswirbelsäule	Hand-Elektrode	
Schlaflosigkeit	2,5	aktive Elektrode auf Stirn und Augen legen, inaktive Platten-Elektrode in den Nacken. *Beachte* Um Kontakt mit dem Auge zu bekommen, lege man feuchte Watte aufs Auge und darüber die feuchte Elektrode auf Supraorbitale und Jochbein. Man darf aber nur gleichgerichtete positive Pulse (PP) zur Vermeidung von Schäden an der Netzhaut verabreichen. Abbau mindestens auf LW 70!		

Indikation	Frequenz in Hz	Aktive Elektrode am roten Stecker (+)	Passive Elektrode am schwarzen Stecker (—)	Bemerkungen
Schnupfen	2,9	Platten-Elektrode auf die Seite mit den stärkeren Beschwerden	Platten-Elektrode auf die gegenüberliegende Halsseite	
Schwäche in den Knien	3,5	Fuß-Elektroden oder Platten-Elektroden beiderseits vom Knie anlegen zur Querdurchflutung		
Sinusitis	2,5	Platten-Elektrode auf die betroffene Stirn- oder Kieferhöhle	Platten-Elektrode in den Nacken	
Steinleiden	3,5	bei Nierenkolik auf der Seite der Kolik Hand- und Fuß-Elektrode zur Längsdurchflutung einer Körperseite oder Roll-Elektrode als aktive Elektrode und inaktive Fuß-Elektrode. Zusätzlich Berollung des Nieren- und Blasenmeridians am Bein		
Spasmen aller Art	3,8	mit Roll-Elektrode die Headsche Zone und den Meridian des spastischen Organs behandeln	Hand- oder Fuß-Elektrode	
Tachykardie	1,2	Hand-Elektrode in die linke Hand	Hand-Elektrode in die rechte Hand	unter Pulskontrolle so lange behandeln, bis der Rhythmus der Frequenz 1,2 Hz mit dem Puls synchron ist
Ulcus duodeni/ventriculi	9,4	Hand-Elektrode	Hand-Elektrode	
Ulcus varicosum		angefeuchtete Platten-Elektrode auf das Ulkus legen	vgl. Phlebitis	
Varizen	9,4	Platten-Elektrode oberhalb der Krampfadern anlegen	Fuß-Elektrode	

Indikation	Frequenz in Hz	Aktive Elektrode am roten Stecker (+)	Passive Elektrode am schwarzen Stecker (—)	Bemerkungen
Zittern	3,5	Hand-Elektrode	Hand-Elektrode	
Zungenbrennen	3,8	sterilisierte Vaginal-Elektrode auf die Zunge legen, Elektrode zur Isolierung mit Gummihandschuh halten	Hand-Elektrode	

Tab. 9

D. Intensitätseinstellung bei der Puls-Therapie

In bezug auf die Höhe der einzustellenden Intensität ist zu beachten, daß, abgesehen vom Moxen und Schraffieren, die Anwendung von NF-Pulsen beim Patienten nie Schmerz auslösen darf. Der Patient muß daher stets die Möglichkeit haben, die Intensität zu verringern oder ganz auszuschalten. Es hat sich nämlich gezeigt, daß der Körper einiger Patienten zunächst eine geringe Leitfähigkeit hat, die sich aber nach relativ kurzer Behandlungszeit vergrößert. Dadurch kann der Stromdurchfluß eine unangenehme Höhe erreichen. Diese Möglichkeit muß unter allen Umständen vermieden werden!

Fazit

Wenn man den Patient zur Pulsbehandlung allein läßt, soll man ihm zeigen, wie er die Intensität am Intensitäts-Einstellknopf reduzieren kann. Außerdem muß eine Zeitschaltuhr bzw. ein Wecker verwendet werden, damit die vorgesehene Therapiezeit nicht überschritten wird.

Beachte

Bei Herzkranken oder Patienten mit labilem Kreislauf sollte man niemals mit stärkerer Intensität beginnen, sondern die Stromstärke *vorsichtig* steigern!

Bei Patienten mit Herzschrittmachern sollte man in der täglichen Praxis auf die Therapie mit niederfrequenten Pulsen verzichten.

Generell merke man sich:

- stärkste Reize = zerstören,
- starke Reize = regen an und
- schwache Reize = heilen bzw beruhigen.

Entsprechend wähle man

- stärkste Intensität nur kurzfristig zum Moxen,
- starke Intensität zum Schraffieren,
- Kribbel-Intensität zum Berollen und Durchfluten und
- Klein-Intensität zum Beruhigen und zur Schlaftherapie.

Von *Kribbel-Intensität* spricht man, wenn der Patient ein deutliches Kribbeln spürt, dieses aber noch nicht als schmerzhaft empfindet. Am besten stellt man zuerst eine geringe Intensität ein und erhöht diese dann langsam, bis der Patient das Kribbeln spürt. Die Kribbel-Intensität ist von Patient zu Patient sehr verschieden. Sie kann sich auch beim gleichen Patienten ändern, wenn die Frequenz geändert wird.

Die Kribbel-Intensität hat bei positiven und negativen Pulsen im Verhältnis zu den Wechselpulsen erheblich andere Spitzenspannungswerte. Dadurch ist die Empfindung beträchtlich anders, zumal der Wechselpuls u. a. ein anderes Puls-Pausen-Verhältnis hat gegenüber NP und PP.

Kleinst-Intensität ist gegeben, wenn das Intensitäts-Potentiometer am Gerät auf nur 1 Einheit aufgedreht wird. Strom-Pulse mit Kleinst-Intensität verspürt der Patient nicht.

Als Faustregeln gelten ferner:

1. Je akuter ein Prozeß, um so geringer muß die Intensität eingestellt werden.
2. Je chronischer ein krankhafter Prozeß, um so stärker muß die anzuwendende Intensität gewählt werden.
3. Bei trockener Haut braucht man stärkere Strom-Intensitäten als bei feuchter Haut. Daher trockene Haut stets mit normalem Leitungswasser anfeuchten.

E. Individuelle Frequenzen

Erstmalig hat die Elektroakupunktur-Ärztin Frau Dr. BREITSOHL, Salzgitter, in Buchband 9, Seite 183*), Hinweise über Bestimmung und Therapie mit „individuellen Frequenzen" gegeben.

Dazu gibt man dem Patienten 2 zylindrische Messing-Elektroden in beide Hände, stellt am EAP-Gerät auf
„Aufbau" = negativer Puls
und erhöht langsam die Intensität, bis der Patient ein leichtes Kribbeln verspürt. Dann dreht man das Frequenzband langsam durch von 0,9 10 Hz.

Sensible Patienten verspüren dabei Frequenzen, bei denen sich das leichte Kribbeln deutlich verstärkt. Beim Durchdrehen des Gesamtfrequenzbereiches werden das eine oder mehrere Frequenzen sein. Diese notiert man als „individuelle" Frequenzen und verwendet sie zur Therapie, indem man jede der gefundenen individuellen Frequenzen etwa 3 Minuten lang nacheinander über die zylindrische Hand-Elektroden auf den Organismus einwirken läßt.

Da die persönliche Frequenz vom jeweiligen Befinden bzw. Krankheitsgeschehen abhängig ist und dieses sich ständig ändert, muß auch die individuelle Frequenz stets neu bestimmt werden.

Obige Angaben sind ein Zeichen guter Beobachtung.

Man bedenke jedoch folgendes:

Als Frau Dr. BREITSOHL ihre Beobachtungen machte, stand ihr nur der Diatherapuncteur zur Verfügung. Dieses Gerät ist jedoch nicht frequenzstabil – mit anderen Worten:

Wenn man am Diatherapuncteur die Intensität am zugehörigen Potentiometer nicht verändert, ändert sie sich dennoch, wenn man die Frequenz verändert. Da der Patient indes eine Intensitäts-Änderung in der Regel schneller bemerkt als eine Frequenzänderung, muß die Bestimmung einer individuellen Frequenz zumindest mit den derzeit verfügbaren EAP-Geräten als problematisch angesehen werden.

---

*) Vergleiche Literaturhinweise im Anhang.

F. Die Therapie mit spezifischen Frequenzen

Ohne Kenntnis der Frequenzunstabilität des Diatherapuncteur hat CLAUS, Hanau, an einem größeren Patientengut rein empirisch individuelle Frequenzen bestimmt und dabei festgestellt, daß bestimmte Frequenzen immer wieder zum Vorschein kommen, wenn Patienten an bestimmten Krankheiten leiden. Er hat daraus die Folgerung gezogen, daß man bestimmte Krankheiten mit bestimmten Frequenzen behandeln kann.

Wir verwenden für diese Frequenzen den Begriff „spezifische Frequenzen".

Ob und inwieweit bei diesen auch die von CLAUS verwendete Intensität eine Rolle gespielt hat, ist ungeklärt.

Folglich werden alle in diesem Kapitel angegebenen „spezifischen Frequenzen" mit Vorbehalt wiedergegeben und bedürfen einer Überprüfung mit frequenzstabilen Geräten, welche zudem nicht so vielfältige und unkontrollierbare Oberschwingungen abgeben dürfen, wie die z. Z. verfügbaren Geräte.

Aus gleichem Grunde verdienen auch bei den nachfolgenden Frequenzangaben die „Stellen hinter dem Komma" nicht jene Beachtung, die ihnen vielleicht einmal zukommt, wenn man sie am Gerät wirklich genau einstellen kann.

Immerhin hat CLAUS einen beachtenswerten Beitrag für die niederfrequente Puls-Therapie geleistet, der für die noch zu leistende Arbeit auf diesem Gebiet wegweisend ist.

CLAUS selbst hatte die Überzeugung gewonnen, daß die Therapie mit spezifischen Frequenzen schneller zum therapeutischen Erfolg führt als die Therapie mit der Frequenzschaukel.

In seinem Sinne wird empfohlen:

1. Die spezifische Frequenz hat die beste und schnellste Wirkung, wenn man sie exakt kennt oder ermitteln kann.
2. Die Therapie mit der Frequenzschaukel ist die Methode der Wahl, insbesondere für den Anfänger und für die tägliche Praxis, wenn man die für den betreffenden Behandlungsfall geeignete gezielte Frequenz nicht kennt.
3. Die Therapie mit 10 Hz ist anzuwenden, wenn die Frequenzschaukel nicht zur Verfügung steht und man die für den betreffenden Behandlungsfall geeignete gezielte spezifische Frequenzen nicht kennt!
4. Wenn mehrere Frequenzen angegeben sind, soll man diese 1–3 Minuten nacheinander geben und kann so die Einzelwirkung der verschiedenen Frequenzen kombinieren.

Beachte

Bei allen Geräten mit „Frequenzschaukel" muß zur Einstellung einer spezifischen Frequenz vorher auf „Hand" umgeschaltet werden!

In der Literatur findet man letztlich noch folgende Hinweise:

Über die Symptomatik der Frequenzen berichtet W. GEIGER, Trier, in einem Aufsatz: „Pathologie und Therapie elektrobiologischer Störungen", Erfahrungsheilkunde, Heft 2, Jahrgang 1954.

Über die Behandlung mit gezielten „NF-Kippschwingungen" berichtet RILLING im Band 7 der Schriftenreihe des Zentralverbandes für Naturheilverfahren, erschienen im ML-Verlag, Uelzen.

Weitere Hinweise über die Therapie mit gezielten Frequenzen findet man im Buch von VOLL „Elektroakupunktur – Anderthalb Jahrzehnte Forschung und Erfahrung in Diagnostik und Therapie", welches 1971 im ML-Verlag in Uelzen erschienen ist.

Die bisherigen Versuche haben gezeigt, daß jede Frequenz eine sehr unterschiedlich physiologische Wirkung auf den Organismus hat. Sie haben erkennen lassen, daß bestimmte Organe und Gewebssysteme auf bestimmte Frequenzen besonders ansprechen. Entsprechend lassen sich auch bestimmte Krankheiten mit bestimmten Frequenzen „gezielt" behandeln. Das hat UHRMACHER speziell für die Diabetes-Therapie nachgewiesen. Insgesamt aber steht die Therapie mit (gezielten) organspezifischen Frequenzen noch in der Erprobung.

G. Indikationsliste für die Anwendung spezifischer Frequenzen

Soweit keine besondere Quellenangabe erfolgt, stammen die Indikationen von Dr. CLAUS, Hanau, Dr. NOESKE, Frankfurt, und Dr. VOLL, Plochingen.

Allgemein haben die Frequenzen folgende Wirkungsrichtung:

Frequenzbereich		Wirkungsrichtung
niedrige EAP-Frequenzen	0,9–4 HZ	Blut und Lymphe; Knochen, Muskulatur, Haut und Bindegewebe
mittlere EAP-Frequenzen	4–7 Hz	vegetatives und peripheres Nervensystem
höhere EAP-Frequenzen	7–10 Hz	Parenchym-Organe
	10 Hz	Herzleiden

Vgl. Buchband 9, Seite 182 ff.

Tab. 10

Eine alphabetische Zusammenstellung der Indikationen für die verschiedenen Frequenzen ist auf Seite 120–127 abgedruckt.

Eine Zusammenstellung für die Indikationen, geordnet nach Frequenzen, bringt die nachfolgende Tab. 11.

Hertz	Indikation
1,2	Tachykardie
1,7	Abszeß
1,7	Furunkulose
2,2	Müdigkeit
2,5	Sinusitis
2,5	Schlaflosigkeit
2,5	Regelblutungen, verstärkt
2,5	Prellungen
2,5	Ödeme
2,5	Myom
2,5 + 9,4	Ödeme der Unterschenkel
2,5	gegen Blutergüsse bei Trauma durch Unfall oder op
2,5	Dystrophia vegetativa
2,65	Knochenhaut-Entzündung
2,65	Gallenblasen-Dystonie
2,9	Schnupfen
3,3	Steinbildungen

Hertz	Indikation
3,3	Sklerosen
3,3	Arteriosklerose
3,3	Hypertonie / arteriosklerotisch
3,5	Zittern
3,5	Schwäche in den Knien
3,5 + 4,9	sedative Wirkung bei Dysmenorrhöen
3,5	sediert das Nervensystem und bringt Schlaf
3,5	Steinleiden
3,6	entzündungswidrige Frequenz / fördert Wundheilung, gut gegen Schlaflosigkeit
3,8	Spasmen aller Art
3,8	Zungenbrennen
3,9	Neuralgie
4,0	Dystrophia adiposogenitalis
4,0	Pankreas-Störungen
4,0	Blutung / dysmenorrhoisch
4,9	entzündungswidrige Frequenz / fördert Wundheilung
4,9	Dysmenorrhö
5,5	Gefäß-Krämpfe mit Parästhesien
5,8	Angst
6,0–10,0	Leistungssteigerung
6,0	Hypertonie
6,0	gegen Schlafstörungen
6,0	systolischer Hochdruck
6,0	Extrasystolen
6,8	Muskelkrampf
9,2	Diabetes
9,2	Nierenschäden
9,2	Otosklerose
9,2	Ekzeme
9,2	Hypertonie / diastolischer Hochdruck
9,4	Parästhesie
9,4	Nackensteifigkeit
9,4	Varizen

Hertz	Indikation
9,4	Zirkulations-Störungen
9,4	Paresen
9,4	Bronchitis
9,4	Ulcus ventriculi
9,4	Blasenbeschwerden
9,4	Ekzeme / chronisch
9,4	Erythema nodosum
9,4	Gelenkschmerzen infolge Gicht
9,4	Prostata-Leiden
9,45	Angina follicularis
9,45	Hypertonie / spastischer Hochdruck
9,45	Funktionsstörungen von Nebenniere und Schilddrüse
9,45	Angina pectoris
9,5	Migräne
9,5	Heiserkeit
9,5	klimakterische Beschwerden
9,5	Hypertonie / klimakterisch
9,5	Laryngitis
9,5	Funktionsstörungen von Nebenniere und Schilddrüse
9,6	Arthritis
9,6	Polyarthritis
9,6	Gelenkmobilisierung
9,6	rheumatische Beschwerden, Narbenbeschwerden, Schultersteifigkeit,
	Bechterew, Osteochondrose der HWS
9,7	Ischias
10,0	Phlebitis
10,0	Herzleiden

Tab. 11

Hinweis

Wenn am EAP-Gerät eine Frequenz eingestellt wird, therapiert man nicht nur mit dieser allein, vielmehr ist neben anderen Frequenzen höherer Ordnung (Oberwellen) auch eine **beträchtliche Gleichstrom-Komponente vorhanden, die bisher unbeachtet blieb und ganz offensichtlich eine bedeutende Wirkung hat.**

4. TEIL

Leitwert-Diagnostik und Therapie

Bei der im vorausgegangenen Teil dieses Bandes besprochenen Puls-Therapie durch „Berollen“ oder „Durchfluten“ oder „Schraffieren“ oder „Moxen“ handelt es sich um eine lokale unspezifische Therapie mit dem Zweck, Energiestörungen bzw. Energieblockaden zu überbrücken oder lokalen Energiemangel auszugleichen. Bei dieser Therapie wurden die EAP-Geräte als reine Therapie-Geräte verwendet. Der Diagnose-Teil fand keine Verwendung. Anders ist das, wenn man die EAP-Geräte zur *Leitwert-Diagnostik* und zur Leitwert-Therapie verwendet. Hierbei wird nicht eine lokale unspezifische Therapie durchgeführt, sondern der Energiehaushalt des Körpers zuerst mit großflächigen Elektroden gemessen (Leitwert-Messung) und dann durch Therapie mit niederfrequenten positiven oder negativen Strom-Pulsen kontrolliert in den Normbereich gebracht (Leitwert-Therapie).

Unterscheide demnach

zwischen	und
Unspezifischer Puls-Therapie	Leitwert-Diagnostik bzw. Therapie
Diese wird im 3. Teil dieses Bandes beschrieben	Diese wird im 4. Teil dieses Bandes beschrieben
Es wird nur der Therapieteil verwendet	Es wird sowohl der Diagnoseteil als auch der Therapieteil verwendet
Keine Diagnostik	Zur Diagnostik wird der Leitwert (LW) gemessen, wobei der Mindestleitwert 80 beträgt und der Normbereich zwischen 80 und 85 liegt
Die Therapie erfolgt durch „Berollen“, „Durchfluten“, Schraffieren“ oder „Moxen“, Vgl. Seite 103	Die Therapie erfolgt als „Aufbau-Therapie“ oder als „Abbau-Therapie“. Vgl. Seite 153
Die Therapie erfolgt mit niederfrequenten WP oder NP oder PP	Die Aufbau-Therapie erfolgt mit NP oder WP und die Abbau-Therapie mit PP
Die Therapie wird beendet nach etwa 15 Minuten	Die Therapie wird beendet, wenn der Normbereich von 80–85 erreicht ist

Tab. 12

Beachte

„Leitwerte“ in der Elektroakupunktur sind Meßwerte, bei denen großflächige Elektroden verwendet werden.

Vergleich zwischen Leitwert-Messung und Punkt-Messung

1. Es hat sich gezeigt, daß zur exakten Punktmessung (vgl. Band II) der Leitwert mindestens 80 Teilstriche betragen muß, um bei der Organ-Diagnostik keinen Zeigerabfall zu übersehen. Nur dann, wenn der Körper höhere Leitwerte als 80 hat, ist gewährleistet, daß sein bioelektrischer Energiehaushalt für Punktmessungen ausreicht. Es ist deshalb notwendig, vor Punkt-Messungen eine Leitwert-Messung durchzuführen.

Liegt der Leitwert unter dem Mindestleitwert 80, ist durch entsprechende Therapie (vgl. Seite 154) der Leitwert auf wenigstens 80 zu bringen, besser: in den Normbereich von 80 bis 85. Höhere Leitwerte als 85 beeinträchtigen die Punkt-Messung nicht wesentlich!

2. Der Leitwert-Normbereich von 80–85 Teilstrichen kann auch gemessen werden, wenn einzelne Akupunktur-Punkte sehr viel höhere oder tiefere Werte haben, denn der Leitwert ist ein Maß für den Gesamtenergiehaushalt, der Punktmeßwert dagegen nur ein Maß für die energetische Leistung des zugehörigen Organs.

3. Strenggenommen gilt der Leitwert Hand-Hand und sein Mindestleitwert von 80 nur für die Messung von Punkten an Händen, Hals, Nacken und Brust, denn für alle Punkt-Messungen im Bereich der unteren Körperhälfte ist genaugenommen die Messung Fuß-Fuß zuständig.

In der Regel genügt es aber, wenn man vor Punkt-Messungen (auch an den unteren Extremitäten) nur den Leitwert Hand-Hand kontrolliert.

Unterscheide:

- Der **Mindestleitwert** beträgt 80!
- Der **Normbereich** für die Leitwert-Messung liegt zwischen 80 und 85!
- Der **Normwert** für die Punkt-Messung beträgt 50!

In den folgenden Abschnitten sollen nacheinander besprochen werden:

I. Die Leitwert-Messung
II. Die Leitwert-Diagnostik
III. Die Leitwert-Therapie
IV. Die Vierfach-Ableitung

I. Die Leitwert-Messung

Stets und immer ist die erste Messung bei der EAP-Diagnostik die Messung der Ableitung mit 2 zylindrischen Hand-Elektroden. Diese wird in der EAP-Diagnostik als Leitwert Hand-Hand (LH) oder kurz als Leitwert (LW) bezeichnet.

Der Leitwert ist die Basis-Messung für jede EAP-Diagnostik, denn ist die Energie-Verteilung des Organismus gestört oder nicht ausreichend, können

Messungen von Teilbereichen des Organismus durch Punkt-Messungen nur mit Vorbehalt zur Diagnostik verwendet werden.

Daher:

- Stets zuerst Leitwert messen!
- Danach gegebenenfalls Leitwert als Maß des Gesamtenergiehaushaltes durch Leitwert-Therapie in den Normbereich bringen!
- Erst dann die Hautpunkte messen zur EAP-Diagnostik für die Beurteilung der Funktion der verschiedenen Organe und Gewebssysteme!

Gerät-Einstellung

1. Gerät einschalten und eichen. Intensität auf „Null" und Schalter von „Therapie" auf „Diagnose" stellen.
2. Therapiekabel mit Sechsfach-Stecker am Gerät anschließen und die 2 Bananenstecker am anderen Kabelende mit 2 zylindrischen Hand-Elektroden verbinden.
3. Die Hand-Innenflächen des Patienten mit gewöhnlichem Leitungs-Wasser anfeuchten, wenn die Hände trocken sind *oder* mit Zellstoff trocknen, wenn der Patient schwitzt.
4. Dem Patienten in jede Hand eine zylindrische Hand-Elektrode geben. Er soll die Elektroden fest, aber keinesfalls verkrampft umfassen.
   Der Druck muß im Verlauf der Messungen möglichst konstant gehalten werden. Stärkere Veränderungen des Druckes ergeben Meßwert-Veränderungen und damit diagnostische Fehlschlüsse.
   Es ist darauf zu achten, daß sich weder die beiden Hand-Elektroden noch die beiden Hände berühren, sonst erhält man wegen des „Nebenschlusses" Fehlmessungen.
5. Am Zeigerinstrument des Diagnoseteils den Meßwert (= Leitwert) in „Teilstrichen" (Ts) ablesen.

Fehlerquellen:

Ein zu niedriger LW wird vorgetäuscht

- wenn ein direkt netzbetriebenes Gerät, wie der Diatherapuncteur, nach dem Einschalten nicht lange genug angeheizt wurde;
- wenn das Gerät nicht richtig geeicht war;
- wenn die Hände des Patienten zu trocken sind oder
- wenn Batterie oder Akku entladen sind.

Ein zu hoher LW wird vorgetäuscht

- bei sehr starker Schweiß-Sekretion.

II. Die Leitwert-Diagnostik

Ist der Energiehaushalt des Patienten in Ordnung, zeigt das Meßinstrument am Elektroakupunktur-Gerät *mindestens* 80 Teilstriche an.

80 ist der durch die Gerätekonstruktion bedingte Mindestwert bei der Leitwert-Messung zur Diagnostik des energetischen Gesamtzustandes des Körpers. Der Leitwert 80 ist kein absoluter Wert, sondern ein relativer

Grenzwert zwischen „gesundem“ und verändertem Energiehaushalt. Zeigt das Instrument mehr als 80 Teilstriche an, ist das ohne Bedeutung, wenn der Wert 85 nicht überschritten wird. Man bezeichnet daher den Meßwertbereich zwischen Mindestleitwert 80 und dem noch als physiologisch anzusehenden Meßwert 85 als „Normbereich“.

Liegt der Leitwert zwischen 85 und 90, ist der Patient energetisch leicht übererregt. Sein Energiehaushalt *kann* zur Normalisierung auf den Normbereich zwischen 80 und 85 „abgebaut“ werden.

Liegt der Leitwert zwischen 90 und 95, ist der Patient energetisch übererregt. Sein Energiehaushalt *sollte* in Richtung auf den Normbereich zwischen 80 und 85 „abgebaut“ werden, insbesondere, wenn starke körperliche und seelische Belastungen bevorstehen, wie z. B. operative Eingriffe. Allerdings ist nicht selten in einer Sitzung nur ein „Abbau“ von wenigen Teilstrichen möglich; aber auch das ist bereits für das Gesamtbefinden des Patienten von Vorteil.

Liegt der Leitwert über 95, ist der betreffende Patient energetisch stark übererregt. In diesem Fall *müßte* der Leitwert in Richtung auf den Normbereich von 80 bis 85 abgebaut werden.

Punkt-Messungen sind allerdings bei allen Leitwerten über 80 möglich und diagnostisch verwertbar.

Liegt der Leitwert unter 80, ist der Energiehaushalt des betreffenden Patienten im Defizit. Man sollte dann keine EAP-Diagnostik an den Hautmeßpunkten durchführen (vgl. Band II). Da Patienten mit einem Leitwert unter 80 energetisch im Defizit sind, sollte man sie auch keinen größeren Belastungen aussetzen, wie das z. B. operative Eingriffe, Bäder-

Tabellarische Zusammenstellung

<table>
<tr><th>Leitwert</th><th>Diagnose</th><th>Leitwert-Therapie</th><th>Punkt-Messung</th></tr>
<tr><td>95–100</td><td>Patient ist energetisch stark übererregt</td><td>Abbau-Therapie notwendig</td><td rowspan="5">Bei allen Leitwerten über 80 sind Punkt-Messungen zur Diagnostik möglich!</td></tr>
<tr><td>90–95</td><td>Patient ist energetisch übererregt</td><td>Abbau-Therapie zweckmäßig</td></tr>
<tr><td>85–90</td><td>Patient ist energetisch leicht übererregt</td><td>Abbau-Therapie günstig, aber nicht erforderlich</td></tr>
<tr><td>80–85</td><td>Leitwert-Normbereich</td><td rowspan="2">Keine Therapie erforderlich</td></tr>
<tr><td>80</td><td>Mindest-Leitwert</td></tr>
<tr><td>unter 80</td><td>Patient ist im energetischen Defizit</td><td>Aufbau-Therapie erforderlich</td><td>Bei Leitwerten unter 80 sind Punkt-Messungen zur Diagnostik nur bedingt auswertbar!</td></tr>
</table>

Obige Angaben gelten nur bei Verwendung von Messing-Elektroden!

Tab. 13

kuren o. ä. darstellen, bevor der Energiehaushalt durch eine „Aufbau“-Therapie mit einem EAP-Gerät oder durch medikamentöse Behandlung wieder in den Normbereich zwischen 80 und 85 gebracht ist.

Liegt der Leitwert unter 80, *muß* er also durch entsprechende Therapie (vgl. Seite 154) auf den Normbereich zwischen 80 und 85 gebracht werden. Das gilt insbesondere, wenn Punktmessungen durchgeführt werden sollen!

Beachte

Da sich ein Leitwert insbesondere während längerer operativer Eingriffe ändern kann, sollte der Leitwert nicht nur zu Beginn einer Behandlung, sondern auch während einer längeren Behandlung, immer wieder einmal kontrolliert werden.

Bedenke

Der Mindest-Leitwert 80 und der Leitwert-Normbereich von 80–85 sind Wach-Werte. Sie gelten nicht bei schlafenden Patienten. Bei diesen sind die Werte reduziert, weil im gesunden Schlaf der Stoffwechsel reduziert ist und aus diesem Grunde eine Sparschaltung des Organismus besteht, denn im Schlaf werden normaliter die bioelektrischen Reserven erneuert.

- Daher ist ausreichender Schlaf so außerordentlich wichtig.
- Daher hat in gewissen Fällen der Heilschlaf seine Berechtigung und Erfolge.
- Daher müssen Patienten mit niedrigen Leitwerten angehalten werden, ausreichend zu schlafen. Aufladen allein genügt nicht.

Ein Trugschluß wäre es allerdings, wenn man ausreichenden Schlaf mit Schlaftabletten erzwingen wollte. Der Schlaf mit Barbituraten u. ä. ist nur eine Art hypnotischer Schlaf, jedoch kein biologischer. Daher werden auch die bioelektrischen Reserven nur durch biologischen Schlaf, nicht jedoch durch „Barbiturat-Schlaf“ erneuert.

Tablettenschlaf ist also, bio-energetisch gesehen, ein Selbstbetrug!

Die Sparschaltung im natürlichen Schlaf wurde bisher als „Niedervoltage“ bezeichnet, was m. E. nicht die wirklichen Verhältnisse wiedergibt.

III. Die Leitwert-Therapie

Wenn die EAP-Ärzte überzeugt sind, daß Krankheiten mit Störungen im Energiefluß des Organismus gleichzusetzen sind, dann muß es das Ziel der Elektroakupunktur-Therapie sein, Störungen im Energiehaushalt des Körpers wieder in Ordnung zu bringen, um die Gesundung einzuleiten. Wir müssen also den normenergetischen Zustand zu erreichen suchen.

In der Elektroakupunktur-Diagnostik ist der theoretisch ideale energetische Zustand gegeben, wenn kein Zeigerabfall vorhanden ist und

- der Leitwert (Hand-Hand) im Normbereich zwischen 80 und 85 Teilstrichen liegt bzw.
- alle Meßpunkte den Normwert 50 haben.

In diesem Ideal-Fall ist der Patient energetisch gesund und energetisch keine Therapie erforderlich. Ist das nicht der Fall, muß entsprechend Energie „zugeführt“ oder „abgeleitet“ werden. Beides kann man mit den Elektroakupunktur-Geräten erreichen, denn wir können mit diesen den „Energiehaushalt“ des Organismus therapeutisch beeinflussen, mit Hilfe von niederfrequenten Strom-Pulsen (vgl. dazu S. 190).

Das „Zuführen“ von Energie bezeichnet man in der Elektroakupunktur nach alter Tradition als *„Aufbau“*.

Das „Ableiten“ von Energie wird als „Abbau“ bezeichnet, weil als meßbares Zeichen für die Energieableitung der Leitwert „abgebaut“, also reduziert wird.

Bei der Leitwert-Therapie sollen der Reihe nach besprochen werden:

1. Die Aufbau-Therapie
2. Der Schnell-Aufbau
3. Die Abbau-Therapie
4. Der Schnell-Abbau
5. Die praktische Durchführung der Leitwert-Therapie
6. Kontrolle der Energie-Reserven
7. Die fortlaufende Leitwert-Kontrolle intra op.

1. Die Aufbau-Therapie

erfolgt in der Regel mit NP oder WP in Kombination mit Kribbel-Intensität, also mit einer Stromstärke, die der Patient als Kribbeln deutlich spürt. Das Kribbeln darf jedoch keinesfalls schmerzhaft sein!

Zur Aufbau-Therapie müssen folgende Einstellungen am Gerät vorgenommen werden:

- „Therapie“ bzw. „Dauertherapie“,
- „Frequenzschaukel“ oder 10 Hz,
- „Kribbel-Intensität“ und
- negative Pulse oder Wechselpulse.

Mit Wechsel-Pulsen geht die Aufbau-Therapie langsamer als mit negativen Pulsen, hält jedoch länger an.

Hinweise zur Aufbau-Therapie

- Zum *Aufbauen* muß man den Patienten oft längere Zeit durchgehend am Gerät lassen – bei sehr niedrigen Werten vielleicht sogar mehrere Stunden. Es kommt zuweilen vor, daß man bei Energiemangel den Meßwert an einem Tag trotz mehrerer Sitzungen nicht auf „80“ hochbringt. Dann muß man die Behandlung am nächsten Tag oder gar an weiteren nachfolgenden Tagen wiederholen.
- Das Aufbauen geht leichter vonstatten, wenn man den Patient bei leicht erhöhtem Kopf locker entspannt liegen läßt. Dazu Schlips ablegen, Kragen öffnen, Gürtel

öffnen und Schuhe ausziehen. Noch leichter geht die Aufbau-Therapie durch Kombination mit einer leichten Bewegungs-Therapie wie z. B.
10 × aufstehen lassen oder
mehrere Kniebeugen machen lassen.

- Bei sehr trockener Haut bzw. bei Schwielen die Handinnenflächen mit Elektroden-Gelee (wie es bei EKG-Messungen verwendet wird) einreiben, um den zu hohen Übergangswiderstand zwischen Elektrode und Haut zu mindern. Mancher scheinbare Energiemangel wird durch bloßes Anfeuchten „beseitigt".

Bei alten Patienten kann das „Aufbauen" recht langwierig sein. Auch kann es vorkommen, daß man den Intensitätsknopf sehr stark hochdrehen muß, um einen „Kribbel-Effekt" zu erzielen.

Bei jüngeren Frauen genügen dagegen oft geringe Intensitäten zur Erzielung des Kribbel-Effektes.

- Sollte die „Aufbau-Therapie" Schwierigkeiten machen, empfiehlt VOLL eine Fuß-Massage mit dem „Weihs-Roller". Dieses aus Holzrollen bestehende handliche Gerät wird von der Firma E. Weihs*) hergestellt.
- Ist es trotz mehrmaliger Versuche nicht möglich, den Mindestwert von 80 zu erreichen, muß eine medikamentöse Therapie versucht werden, die in Band III dieses Lehrbuchs besprochen wird.

2. Der Schnell-Aufbau

Ist der Leitwert zu niedrig (also unter 80) und soll dieser als Voraussetzung zur Durchführung einer termingerechten Punkt-Messung oder vor einem operativen Eingriff *schnell* auf den Normbereich von 80–85 gebracht werden, geht man wie folgt vor:

1. Gerät einstellen auf „Diagnose".
2. Patient bekommt die 2 zylindrischen Hand-Elektroden in die angefeuchteten Hände.
3. LW am Ohmmeter des Diagnose-Teils ablesen. In unserem Beispiel soll der Leitwert 64 sein. Darauf
4. Gerät einstellen auf: 10 Hz – negativer Puls und geringe Intensität.
5. Gerät umstellen von „Diagnose" auf „Therapie".
6. Nach etwa 2 Sekunden zurückstellen von „Therapie" auf „Diagnose" und prüfen, ob und um wieviel der Meßwert gestiegen ist.
7. Intensität etwas erhöhen.
8. Zurückschalten von „Diagnose" auf „Therapie" für 2 Sekunden.
9. Wieder umschalten auf „Diagnose" und prüfen, ob bzw. wieviel sich der Meßwert in Richtung 80 verändert hat.
10. Intensität weiter erhöhen.
11. Wieder Umschalten auf „Therapie" für 2 Sekunden.
12. Zurück auf „Diagnose" und LW kontrollieren. Ist der Mindestleitwert von 80 noch nicht erreicht, wird die Intensität weiter erhöht.
    Die Erhöhung der Intensität fortsetzen, bis der Mindestleitwert von 80 erreicht ist.

Man muß den Patienten darauf aufmerksam machen, daß er bei zunehmender Intensität zuerst ein leichtes Kribbeln, dann ein stärkeres Krib-

*) Fa. Weihs, Siedlungsstraße 155, 7911 Burlafingen bei Ulm.

beln und später sogar ein sehr starkes Kribbeln verspürt! Da die sehr starke Kribbel-Intensität nur kurzfristig angewendet wird, ist sie unschädlich!

Der Schnellaufbau eines Leitwertes hält in der Regel nicht lange an. Daher ist häufige Kontrolle und gegebenenfalls Wiederholung des Schnellaufbaues notwendig. Der Schnellaufbau ist eine Behelfstherapie, um z. B. in der Bestell-Praxis zur vereinbarten Zeit Punkt-Messungen durchführen zu können.

3. Die Abbau-Therapie

führt man in der Regel mit niederfrequenten positiven Pulsen durch. Abbau-Effekt erreicht man, wenn eine sehr geringe Intensität (Kleinstintensität) eingestellt wird. Positive Strompulse werden auch von alten EAP-Geräten geliefert, wenn der Schalter auf „Abbau" gestellt wird. Zur Abbau-Therapie sind an allen Geräten folgende Einstellungen vorzunehmen:

- „Therapie" bzw. „Dauertherapie",
- 9–10 Hz,
- positive Strom-Pulse und
- Kleinst-Intensität.

Hinweise zur Abbau-Therapie

- Das Abbauen dehnt man gewöhnlich pro Sitzung nicht über eine viertel Stunde aus. Es genügt, wenn man den Wert 85 erreicht. Das Abbauen kann mehrmals täglich wiederholt werden. Pausen von 15 Minuten sind zweckmäßig.
- Sollte der „Abbau" hoher Leitwerte nur um wenige Teilstriche gelingen, ist es ratsam, alle peripheren Nagelbettwinkelpunkte an Händen und Füßen auf den Punkt-Normwert 50 abzubauen. Danach wird in der Regel der Abbau des erhöhten Leitwertes auf den Normbereich von 80–85 leichter gelingen.
- Wenn man einen sehr hohen Leitwert (z. B. 95) abbauen will, muß man bei der ersten Behandlung oft zufrieden sein, wenn man bis 90 oder 88 abbauen kann. Häufig kommt man aber nur 1–2 Teilstriche herunter. Dies allein aber genügt schon zur Tonisierung. Durch längere Strom-Applikation kann man das weitere Absinken der Werte nicht erzwingen, im Gegenteil kann es passieren, daß nach einem Absinken auf 90 durch weitere Therapie der Leitwert wieder ansteigt. Dann muß man sofort aufhören und sollte die Abbau-Therapie erst wieder am nächsten Tag versuchen.
- Man muß auch mit der Abbau-Therapie aufhören, wenn der Patient zu gähnen anfängt oder starke Müdigkeit empfindet.

Achtung!
Im Zweifelsfall ist Energie-Überschuß weniger schädlich als Energie-Mangel!

4. Der Schnell-Abbau

Bei überreizten und überarbeiteten Patienten kann man einen hohen Leitwert schnell abbauen, wenn man nach PEESEL wie folgt vorgeht:

- Der Patient nimmt 2 zylindrische Hand-Elektroden in die angefeuchteten Hände,
- Gerät einstellen auf „Diagnose" und Leitwert messen.
  Ist dieser über 90, wird
- am Gerät auf „Therapie" umgeschaltet und positiver Puls eingestellt,

- Intensität hochdrehen auf stärkere Kribbel-Intensität und nach einer Pause wieder zurück,
- erneut Leitwert messen,
- wiederum Kribbel-Intensität geben und das mehrmals wiederholen, bis der Leitwert deutlich geringer wird.

Man wird den Leitwert mit dieser Therapie nicht in den Normbereich von 80–85 zurückbringen, jedoch um etliche Teilstriche absenken können, und das genügt zur Beruhigung! Vgl. Tab. 14.

Interessante Beobachtungen im Zusammenhang mit der Abbau-Therapie:

1. Abbau-Effekt kann man erzielen, wenn man den Patienten erdet. Näheres darüber auf Seite 178 in Kapitel „Behandlung von Schlafstörungen".
2. Auch der Meßstrom der EAP-Geräte hat Abbau-Effekt, wenn man ihn längere Zeit einwirken läßt, denn der Meßstrom ist ein Gleichstrom von geringer Intensität und ein solcher reduziert sowohl den Leitwert als auch den Meßwert eines Akupunktur-Punktes.

5. Die praktische Durchführung der Leitwert-Therapie

Ist der Gesamt-Energiehaushalt eines Patienten nicht in Ordnung, was durch die Leitwert-Messung festgestellt wird, soll der Leitwert durch gezielte Behandlung auf den Normbereich zwischen 80 und 85 gebracht werden. Das versteht man unter Leitwert-Therapie.

Sie wird wie folgt durchgeführt:

- Gerät betriebsbereit machen, eichen und Intensität auf „Null" stellen.
- Hand-Leitwert messen, wie auf Seite 150 beschrieben.
- Zur Therapie wird der Hebel am Gerät von „Diagnose" auf „Therapie" umgelegt. Das darf nur geschehen, wenn keine hohe Intensität am Potentiometer eingestellt ist!

Anderenfalls könnte der Patient durch einen unangenehmen oder gar schmerzhaften Stromstoß erschreckt werden! Die weiteren Einstellungen hängen von der Höhe des gemessenen Leitwerts ab (vgl. Tab. 14, S. 158 oben).

6. Kontrolle der Energie-Reserven

Bei Patienten, deren Leitwert zu Beginn der Messung im Normbereich von 80–85 liegt, wäre eigentlich keine Leitwert-Therapie erforderlich. Gibt man trotzdem für einige Minuten einen Strom auf die Elektroden bei leicht erhöhter Intensität mit negativen Pulsen, so steigt der Meßwert normaliter langsam an, wenn die bioelektrischen Energiereserven des Patienten ausreichend sind.

Es kann jedoch passieren, daß der Meßwert langsam abfällt, obwohl bei dieser Kontrolle der Energie-Reserven eine Aufbau-Therapie mit leicht erhöhter Intensität durchgeführt wird. Dies ist ein Zeichen dafür, daß der

	bei Leitwerten unter 80	bei Leitwerten über 85
Einstellungen am Gerät für	Aufbau-Therapie mit NP oder WP	Abbau-Therapie mit PP
Schalter auf	„Therapie“	„Therapie“
Frequenz	10 Hz	10 Hz
Intensität	Kribbel-Intensität	Kleinst-Intensität
Pulsform	NP oder WP	positive Pulse (PP)
	für Schnell-Aufbau: Intensität schrittweise steigern	für Schnell-Abbau: kurzfristig Kribbel-Intensität mit Pausen-Intervallen statt permanent Kleinst-Intensität*)

Tab. 14

Organismus über ungenügende bioelektrische Energie-Reserven verfügt. In diesem Fall muß man eine „Aufbau-Therapie“ bis an die *obere* Grenze des Normbereiches (also 85) durchführen, um die Energie-Reserven optimal zu mobilisieren.

7. Die fortlaufende Leitwert-Kontrolle intra operationem

Großen Nutzen hat die fortlaufende LW-Kontrolle bei labilen Patienten während größerer, länger dauernder operativer Eingriffe.

Durch die fortlaufende Messung und entsprechenden Ausgleich des Leitwertes wird der Gesamt-Energie-Haushalt des Organismus reguliert und so das Gesamtbefinden des Patienten verbessert bzw. seine Widerstandskraft erhöht.

Man wird sehr bald erkennen, daß der Patient durch die Behandlung mit niederfrequenten Strom-Pulsen intra operationem ruhiger und entspannter wird, wenn man den Leitwert im Normbereich von 80–85 hält.

Praktische Durchführung z. B. bei einem größeren kieferchirurgischen Eingriff

1. Das Gerät wird eingeschaltet, geeicht und auf „Diagnose“ eingestellt.
2. Der Patient wird zur op vorbereitet und erhält zusätzlich die beiden zylindrischen Hand-Elektroden. Diese umfaßt er gleichmäßig, aber fest mit angefeuchteten Händen.

*) Dadurch wird die Gleichstrom-Komponente wesentlich erhöht, und das verstärkt den Abbau-Effekt.

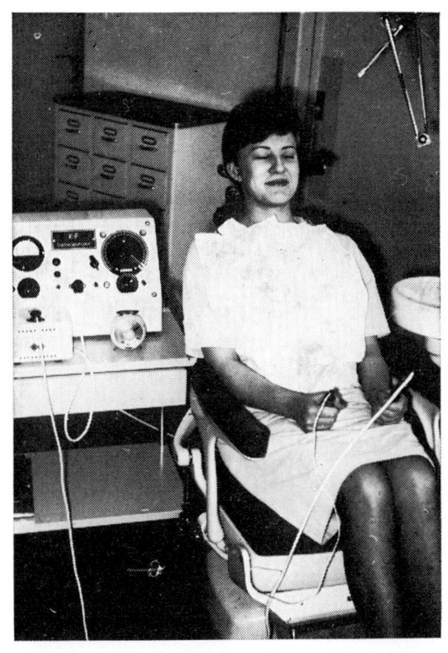

Abb. 42: Fortlaufende Leitwert-Kontrolle

3. Elektroakupunktur-Gerät und Zylinder-Elektroden durch ein abgeschirmtes Therapiekabel von 5 Meter Länge verbinden, damit das Gerät einige Meter vom op-Stuhl entfernt aufgestellt werden kann und so der Operateur bzw. die Assistenz nicht beengt wird. Das abgeschirmte 5-Meter-Kabel liefert die Firma Pitterling oder Svesa.
4. Der Leitwert soll im Normbereich von 80–85 gehalten werden. Daher in regelmäßigen Abständen den Leitwert Hand-Hand prüfen durch kurzes Umschalten von „Therapie" auf „Diagnose".
5. *Steigt der LW über 85,* wird Abbau-Therapie durchgeführt (vgl. Seite 156).
6. *Sinkt der Leitwert unter 80,* wird „Aufbau-Therapie durchgeführt (vgl. Seite 154).
7. *Liegt der Leitwert im Normbereich von 80–85,* läßt sich dieser am leichtesten halten, wenn man am Gerät einstellt:

- Geringe Intensität,
- „Frequenzschaukel" oder 10 Hz,
- „Therapie" und
- NP oder PP.

Mit der fortlaufenden LW-Kontrolle kann eine Helferin betraut werden, welche von Hand regelmäßig auf „Therapie" bzw. „Diagnose" umstellt und entsprechend der Höhe des LW die erforderlichen Einstellungen am Gerät vornimmt.

Zur Erleichterung der fortlaufenden Leitwert-Kontrolle mit dem Diatherapuncteur dient der *„Automatische Umschalter“* (vgl. Seite 53).

Dieser wird zwischen Diatherapuncteur und Hand-Elektroden geschaltet, indem man das 5-Meter-Kabel mit den beiden Hand-Elektroden am Umschalter anschließt und das kurze 6adrige Kabel des Umschalters in die 6polige Buchse in der Mitte des Diatherapuncteurs steckt.

Damit der Umschalter arbeitet, muß der Schalter am Diatherapuncteur auf „Therapie“ umgelegt werden. Mit Hilfe des automatischen Umschalters kann man den Leitwert des Patienten intra op in kurzen Zeitabständen kontrollieren und den Diatherapuncteur rechtzeitig auf „Abbau-Therapie“ umschalten, bevor der Leitwert unter 80 absinkt, oder auf „Abbau-Therapie“ gehen, wenn der Leitwert über 85 steigt. Die dazu erforderliche Änderung der Stromform und der Intensität erfolgt allerdings nicht automatisch, sondern muß von Hand am Diatherapuncteur eingestellt werden.

Der „Automatische Umschalter“ erlaubt also nur eine automatische Leitwert-Kontrolle in regelmäßigen Zeitintervallen durch selbsttätiges Umschalten von „Therapie“ auf „Diagnose“ und zurück auf „Therapie“.

In moderne große Elektroakupunktur-Geräte ist ein „Automatischer Umschalter“ serienmäßig eingebaut.

Beispiel

Bei Frl. E. wurden am 4. 5. 1974 der Zahn 44 und eine Restostitis bei 48 zwecks odontogener Herd-Therapie entfernt. Der Anfangsleitwert Hand-Hand betrug 80.

Während der op-Vorbereitung (Abdecken usw.) sackte der Leitwert bis auf 60 ab.

Es wurde sofort auf „Aufbau“ (= negativer Puls) umgeschaltet und die Intensität langsam auf „Kribbel-Intensität“ hochgedreht. Darauf wurde 2 Minuten therapiert.

Erst als der Leitwert zu steigen begann, wurde die Leitungsanästhesie gegeben.

Der Leitwert sackte darauf wieder ab bis auf 50. Die Patientin wurde blaß.

Darauf wurde die Intensität weiter gesteigert bis auf stärkere Kribbel-Intensität und nochmals 8 Minuten gewartet.

Patientin berichtet, daß sie wohl etwas ängstlich sei, sich aber wieder wohl fühle und ihr die Puls-Therapie gut tue. Das war auch am Leitwert zu erkennen, welcher ganz langsam wieder anstieg.

Darauf konnte der Eingriff unter dem Einfluß der kontinuierlichen Aufbau-Therapie mit negativen Strom-Pulsen und stärkerer Intensität planmäßig durchgeführt werden und der

Leitwert Hand-Hand erreichte trotz der Streßbelastung durch die op gegen Ende des Eingriffs mit 78 Ts fast wieder den Normbereich.

Nach Abschluß des Eingriffs wurde die Aufbau-Therapie noch einige Zeit fortgesetzt und die Patientin schließlich subjektiv und objektiv in gutem Zustand entlassen.

Es sei bemerkt, daß die übliche Nachbehandlung dadurch unterstützt wurde, daß die Patientin leihweise ein kleines EAP-Gerät erhielt und sie damit 3 Tage lang alle 2 Stunden das op-Gebiet einschließlich der abführenden Lymphwege für jeweils 10 Minuten berollte.

Ich habe für diesen Zweck mehrere Geräte in Gebrauch und den Eindruck gewonnen, daß man durch das Intervall-Berollen

- Schmerzen,
- Schwellungen,
- Nachblutungen und
- Hämatome

weitgehend reduzieren bzw. vermeiden kann.

IV. Die Vierfach-Ableitung

Im vorangegangenen Kapitel war nur vom Leitwert Hand-Hand die Rede, welcher mit Hilfe von 2 Hand-Elektroden gemessen wird, die dem Patienten in beide Hände gegeben werden. In der EAP werden aber noch 3 weitere, also insgesamt 4 Ableitungen gemessen:

Ableitung	Plus-Pol (rot)	Minus-Pol (schwarz)	Sonstige Leitwertbezeichnungen	
I	1 Hand-Elektrode in der rechten Hand	1 Hand-Elektrode in der linken Hand	„Leitwert“ oder Hand-Leitwert	LW LH
II	1 Hand-Elektrode in der linken Hand	1 Fuß-Elektrode unter dem linken Fuß	Leitwert **links**	LL
III	1 Hand-Elektrode in der rechten Hand	1 Fuß-Elektrode unter dem rechten Fuß	Leitwert **rechts**	LR
IV	1 Fuß-Elektrode unter dem rechten Fuß	1 Fuß-Elektrode unter dem linken Fuß	Fuß-Leitwert	LF

Tab. 15

Theoretisch und praktisch sind noch weitere Ableitungen möglich. Beim Impuls-Dermogramm (Seite 166) z. B. wird zusätzlich eine Stirn-Elektrode verwendet.

In der VOLLschen Elektroakupunktur wird die Messung der 4 Ableitungen

- Hand – Hand
- linke Hand – linker Fuß
- rechte Hand – rechter Fuß und
- Fuß – Fuß

als „Quadranten“-Messung bezeichnet. Der Begriff „Quadrant“ wird in diesem Lehrbuch nicht verwendet, da man unter Quadrant eine klar definierte geometrische Figur versteht. Wir wollen daher statt von „Quadranten“-Messung von der Vierfach-Ableitung sprechen, bei der mehrere Ableitungen gemessen und miteinander verglichen werden, um beurteilen zu können, wie die Energie zum Zeitpunkt der Messungen im Organismus verteilt ist.

Die im Schema Abb. 43 festgelegte Durchnumerierung der 4 Leitwerte soll beibehalten werden, weil sie auf der Frontplatte verschiedener Geräte eingraviert ist und so eine Änderung zu Irrtümern Anlaß geben könnte. Richtiger wäre jedenfalls die Durchnumerierung im Uhrzeigersinn gewesen.

Schließlich wird für die Vierfach-Ableitung das in Abb. 44 dargestellte und leicht einprägsame Symbol an Stelle des bisher verwendeten und didaktisch wenig geeigneten Schräg-Kreuzes empfohlen.

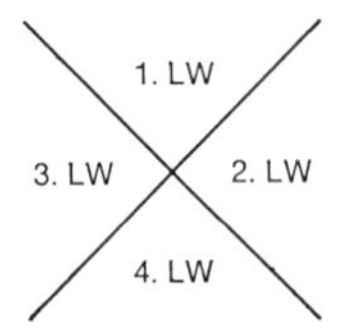

Abb. 43: Altes Symbol für die „Quadranten-Diagnostik“

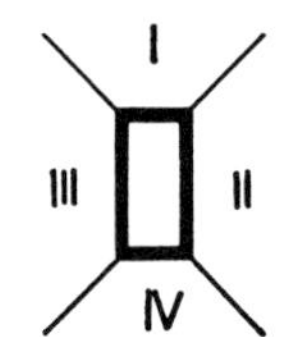

Abb. 44: Neues Symbol für die Vierfach-Ableitung

Zur Vierfach-Ableitung sind erforderlich:

- Ein Elektroakupunktur-Gerät,
- 2 zylindrische Hand-Elektroden,
- 2 Fuß-Elektroden und
- 1 Therapiekabel mit 6fach-Stecker auf der einen und 2 Bananensteckern auf der Gegen-Seite.

Vorbereitung der Vierfach-Ableitung

- Gerät einschalten, eichen und einstellen von „Therapie“ auf „Diagnose“. Intensität auf „Null“ drehen.
- Therapie-Kabel mit 6fach-Stecker anschließen.
- Patient 2 zylindrische Messing-Elektroden in die mit Leitungswasser angefeuchteten Hände geben. Er soll sie mit gleichmäßigem Druck nicht zu fest (Krampfgefahr), aber auch nicht zu locker (schlechter Stromdurchfluß) halten.
- Patient auf die beiden Fuß-Elektroden treten lassen. Guter Kontakt wird sicher erreicht, wenn der Patient nicht sitzt, sondern sich auf die beiden Fuß-Elektroden stellt. Dadurch ist der Druck ausreichend und vor allem gleichmäßig. Bei empfindlichen Patienten müssen die Fuß-Elektroden vorher angewärmt werden. Dazu legt man sie kurz auf die Heizung oder taucht sie in warmes Wasser.

Durchführung der Vierfach-Ableitung

1. Leitwert Hand-Hand messen

Dazu den roten Bananenstecker (+) des Therapiekabels mit der Zylinder-Elektrode der rechten Hand und den schwarzen Bananenstecker (–) mit der Zylinder-Elektrode der linken Hand verbinden. Meßwert aufschreiben!

2. Leitwert links messen

Dazu den roten Bananenstecker (+) mit der linken Zylinder-Elektrode und den schwarzen Stecker (–) mit der linken Fuß-Elektrode verbinden. Meßwert aufschreiben.

3. Leitwert rechts messen

Dazu den roten Bananenstecker (+) mit der rechten Hand-Elektrode und den schwarzen Stecker (–) mit der rechten Fuß-Elektrode verbinden. Meßwert aufschreiben.

4. Leitwert Fuß-Fuß messen

Dazu den roten Bananenstecker (+) mit der rechten Fuß-Elektrode und den schwarzen Stecker (–) mit der linken Fuß-Elektrode verbinden. Meßwert aufschreiben.

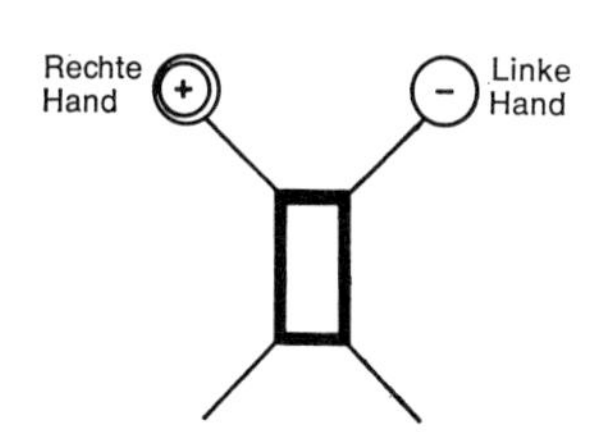

Abb. 45: 1. Leitwert Hand – Hand

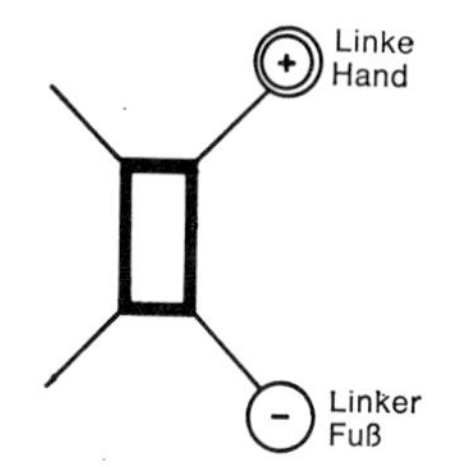

Abb. 46: 2. Leitwert links

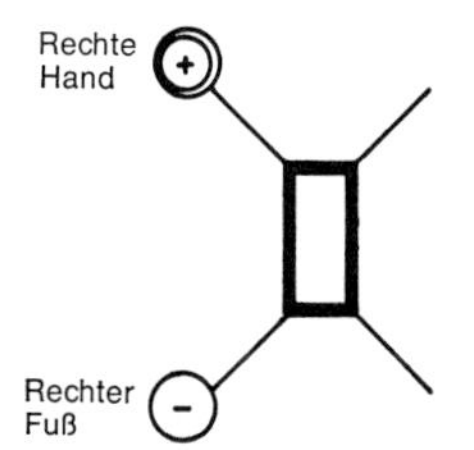

Abb. 47: 3. Leitwert rechts

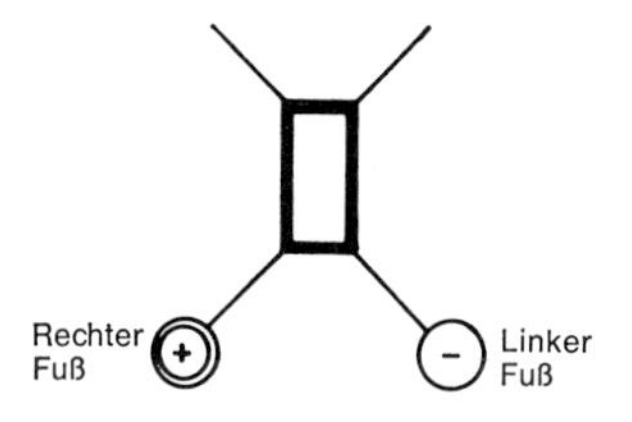

Abb. 48: 4. Leitwert Fuß – Fuß

Beachte

(+) = roter Bananenstecker

( ) = schwarzer Bananenstecker

Um die Leitwerte vergleichen zu können, muß die Polung unbedingt in der angegebenen Weise vorgenommen werden!

Zur Erleichterung der Leitwert-Messungen sind bei einigen Elektroakupunktur-Geräten die richtigen Schaltungen vorprogrammiert.

Ebenfalls zur Vereinfachung werden die einzelnen Hand- und Fuß-Elektroden mit einadrigen Kabeln angeschlossen und die zugehörigen 4 Bananenstecker nach F. KRAMER mit 4 verschiedenen Farben gekennzeichnet:

Rot = rechte Hand,
Schwarz = linke Hand,
Gelb = rechter Fuß,
Grün = linker Fuß.

Beim EAV-Dermatron-Gerät ist nach Anschluß der farbig markierten Elektroden zur Messung der verschiedenen Leitwerte jeweils nur eine Taste zu drücken.

Beim FfB-Gerät 110 sind die 4 Tasten durch einen Drehschalter auf der Frontplatte des Gerätes ersetzt.

Nach erfolgter Messung aller 4 Leitwerte werden die Werte zweckmäßig entsprechend nachfolgendem Beispiel eingetragen.

Die Werte für die 4 Leitwerte sollen beispielsweise betragen:

1. Leitwert Hand-Hand = 81,
2. Leitwert linke Seite = 84,
3. Leitwert rechte Seite = 72 und
4. Leitwert Fuß-Fuß = 80.

Sie werden auf dem Karteiblatt wie folgt vermerkt:

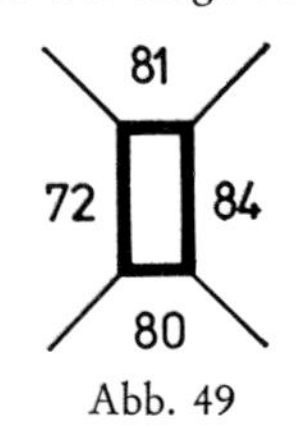

Abb. 49

Die Auswertung der Leitwert-Messungen erlaubt eine Übersichtsdiagnostik:

Sind alle 4 Werte im Normbereich von 80–85, kann man daraus schließen, daß sich der Körper des Patienten im energetischen Gleichgewicht befindet. Abweichungen der Werte bei einzelnen Ableitungen zeigen an, daß in dem zugehörigen Körperbereich eine energetische Störung vorliegt. Generell geben die Meßwerte folgende diagnostischen Hinweise:

Meßwert	Diagnostischer Hinweis für den zugehörigen Bereich
über 85	überschießendes energetisches Geschehen
80–85	Normbereich: der Energiehaushalt des Organismus befindet sich im Gleichgewicht
80	Mindestleitwert
78–65	beginnendes energetisches Defizit
64–50	fortschreitendes energetisches Defizit
unter 50	fortgeschrittenes energetisches Defizit

Tab. 16

VOLL gibt dazu in seinen Einführungskursen folgende Beispiele

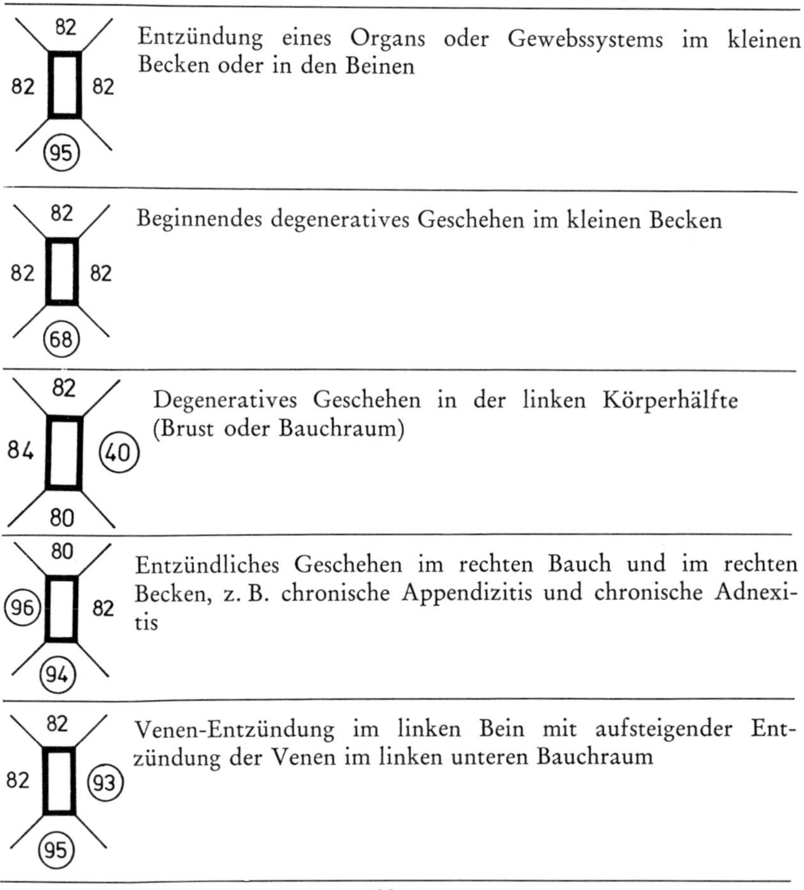

Abb. 50

Die Vierfach-Ableitungs-Therapie

Um die Reaktionsfähigkeit des Körpers für eine Therapie, gleichgültig welcher Art, zu erhöhen, also therapeutische Maßnahmen zu unterstützen, ist es zweckmäßig, im Anschluß an die 4 Leitwert-Messungen einen Ausgleich innerhalb der 4 Leitwerte des Körpers durch Auf- bzw. Abbau zu schaffen. Dazu sollen zuerst die energetischen Mangelzustände ausgeglichen werden.

Energetische Defizite treten vor allem bei älteren Patienten und bei Patienten mit degenerativen Erkrankungen auf. Man erkennt Defizite an Leitwerten unter 80.

Zum Energieausgleich müssen alle Leitwerte mit Werten unter 80 auf den Normbereich von 80–85 gebracht werden. Dazu geht man bei allen

Ableitungen in der gleichen Weise vor, wie das bereits auf Seite 154 für die Aufbau-Therapie des Leitwertes Hand-Hand beschrieben wurde.

Hat ein Leitwert Werte zwischen 80 und 85, ist keine Therapie erforderlich, da die Energie im *Normbereich* liegt.

Hat ein Leitwert Werte über 85, besteht *Energieüberschuß*. In diesem Fall kann der Energieüberschuß „abgebaut" werden, wenn der Patient stark erregt oder überängstlich ist oder an Schlaflosigkeit bzw. Spannungskopfschmerz leidet.

Bei jeder Abbau-Therapie ist unbedingt zu vermeiden, daß die Werte unter 80 absinken.

Ansonsten sind die Hinweise für die Leitwert-Therapie zu beachten, welche bereits in Tab. 14 zusammengestellt wurden, denn die Vierfach-Ableitungs-Therapie ist im Prinzip nur eine auf alle 4 Leitwerte ausgedehnte Leitwert-Therapie.

V. Das Impuls-Dermogramm

Eine besondere Art der Mehrfach-Ableitung ist das nach Dr. W. SCHMIDT, Nürnberg, entwickelte Impuls-Dermogramm (IDG).

Dieses wird mit dem Impuls-Dermograph der Firma Jahnke geschrieben als Ergebnis der Ableitungen mit
2 Hand-Elektroden,
2 Fuß-Elektroden und
1 Stirn-Elektrode.

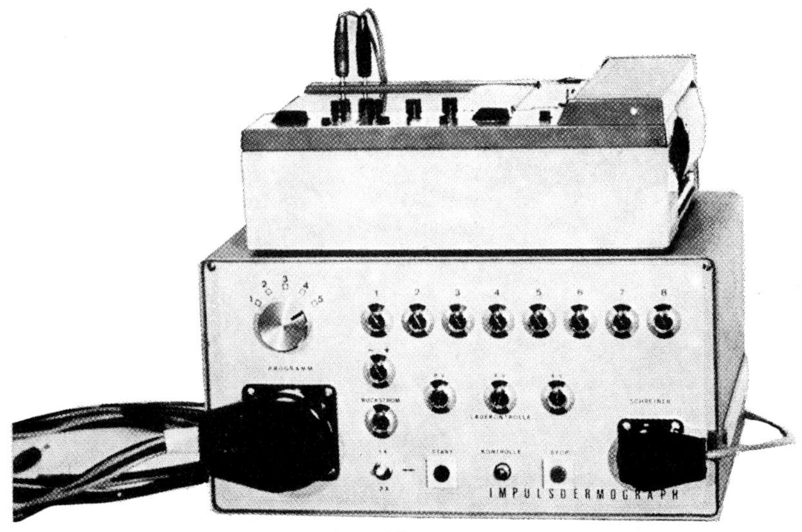

Abb. 51

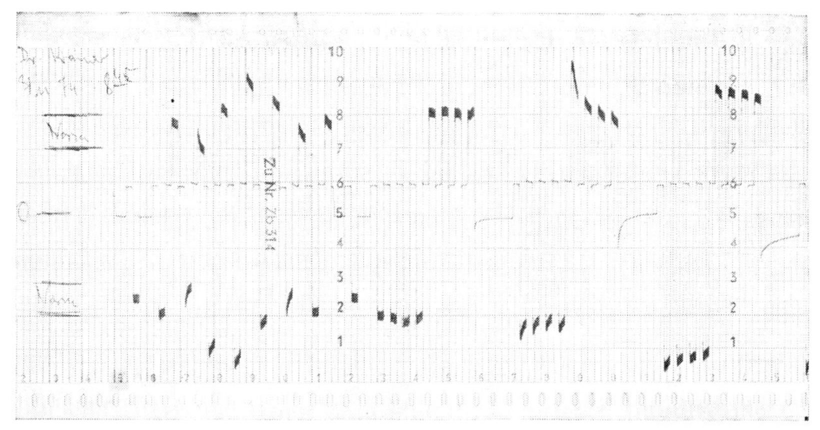

Abb. 52 (links)

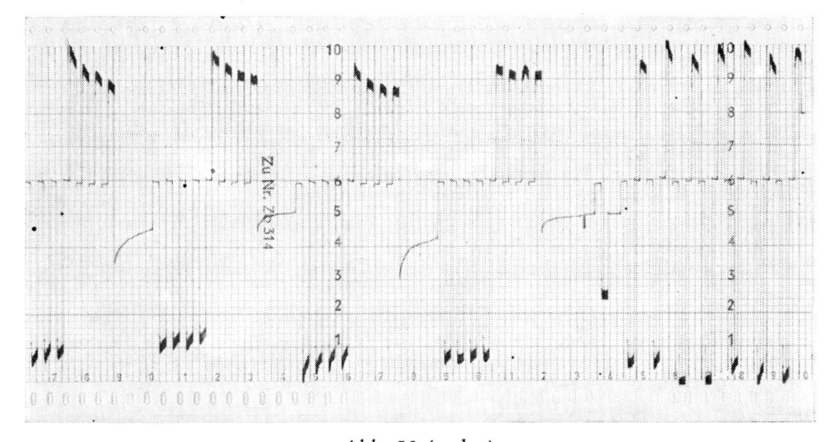

Abb. 52 (rechts)

Nach vorprogrammierter Schaltung werden die einzelnen Ableitungen durchgemessen, wobei der Meßstrom im 4-Sekunden-Takt durch Strompulse von 10 Hz unterbrochen und der Rückstrom ebenfalls registriert wird.

Das Gerät (vgl. Abb. 51) kann von jeder guten Assistentin bedient werden.

Das fertig geschriebene IDG-Band (vgl. Abb. 52) muß vom Arzt ausgewertet werden, was eine längere Einarbeitungszeit erfordert, denn das IDG liefert keine klinisch-analytischen Diagnosen, sondern einen Zustandsbericht über die derzeitige Energieverteilung bzw. über das Regelverhalten im Organismus.

Literatur

VILL, MARESCH, JENDRISSEK, JAHNKE: Das Impulsdermogramm. Erfahrungsheilkunde 8/74.

MARESCH: Impulsdermographie.

MARESCH: Einführung in die Technik des Impulsdermogrammes.

MARESCH: Wissenschaftliche Grundlagen zum Verständnis des Impulsdermogrammes.

MARESCH: Die sympathische Medikamenten-Testung, Grundlagen und Praktik.

VILL / JAHNKE: Das Impulsdermogramm nach Dr. W. Schmidt, ein automatisierter Hauttest.

Einführungskurse werden durchgeführt im Rahmen der Forschungsgemeinschaft für Bioelektronische Funktionsdiagnostik und Therapie.

VI. Die Bedeutung von Leitwert-Messungen

Wiederholte und wochenlang durchgeführte Leitwert-Messungen haben gezeigt, daß diese sehr wesentlich abhängig sein dürften

- vom Tagesrhythmus (und jahreszeitlichem Rhythmus),
- von beruflichen Streß-Situationen und nicht zuletzt auch
- von klimatischen Faktoren wie
  Luftdruck,
  Luftfeuchtigkeit,
  Temperatur,
  Sonneneinstrahlung,
  Luftbewegung (Windgeschwindigkeit),
  Windrichtung und
  Luftelektrizität (Föhn).

Merke

1. Leitwerte sind keine absoluten, sondern nur relative Werte.
2. Für eine Beurteilung der Energie-*Verteilung* im Organismus geben die 4 Leitwerte nur Hinweise.
3. Für die Beurteilung des Gesamtenergiezustandes eines Patienten ist die Aussagekraft einer einzigen Messung relativ gering. Sie steigt jedoch deutlich, je häufiger man Leitwert-Messungen unter möglichst gleichen Bedingungen wiederholt, denn dann werden Tendenzen erkennbar, welche diagnostische und therapeutische Beachtung verdienen!
4. Wenn man Leitwert-Messungen kontinuierlich durchführt und nach Art einer Fieberkurve registriert, erhält man aufschlußreiche Hinweise über Unregelmäßigkeiten im Energiehaushalt und damit entsprechende Möglichkeiten zur Gegensteuerung.

VII. Abhängigkeiten der Leitwerte von Rhythmen und Belastungen

Der *Tages-Rhythmus* wird wie der jahreszeitliche Rhythmus von der Sonne bestimmt. Die altchinesische Akupunktur kennt einen 24-Stunden-

Rhythmus, dem alle Organe des menschlichen Organismus unterworfen sind. In der chinesischen Meridian-Uhr wird das dargestellt und Näheres darüber in Band II dieses Lehrbuches berichtet. So darf es nicht verwundern, daß O. BERGOLD und F. KRAMER*) in Versuchsreihen auch für die Leitwerte einen Tagesrhythmus feststellen konnten, wobei jede Person eine gewisse persönliche Periodizität hat. Diese Schwankungen müssen bei diagnostischen Schlüssen aus den Leitwerten beachtet werden. Abb. 53 zeigt z. B. die Veränderung aller 4 Leitwerte bei einer Versuchsperson im Verlauf von 24 Stunden. Abb. 54 zeigt den Verlauf nur des Hand-Hand-Leitwertes in 24 Stunden, jedoch bei 3 Versuchspersonen (VP). Abb. 55 zeigt den Verlauf des Leitwertes Fuß-Fuß bei einer Versuchsperson, jedoch an 2 aufeinanderfolgenden Tagen (2 Tagesrhythmen).

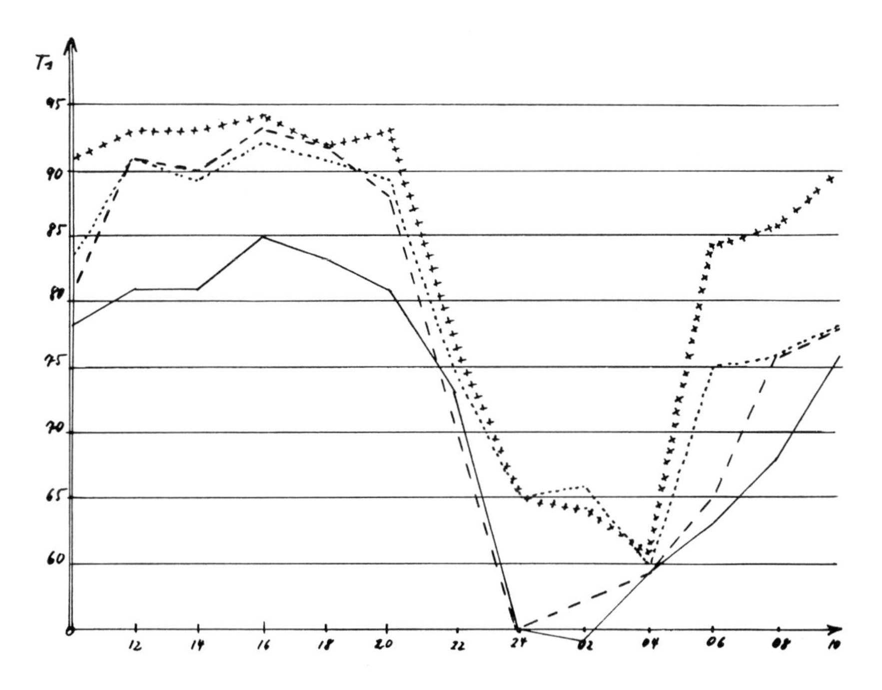

Abb. 53: Meßreihen Hand – Hand, Hand links – Fuß links, Hand rechts – Fuß rechts, Fuß – Fuß, vom 18. 1., 10.00 Uhr, bis 19. 1., 10.00 Uhr bei einer Person

— — — — = Hand links – Fuß links

———— = Hand – Hand

x x x x x x x = Fuß – Fuß

· · · · · · · · · · · = Hand rechts – Fuß rechts

*) Referat „Grundlagenforschung zur Elektroakupunktur", erschienen 1944 in der Zeitschrift „Physikal. Med. und Rehabil." im ML-Verlag, Uelzen.

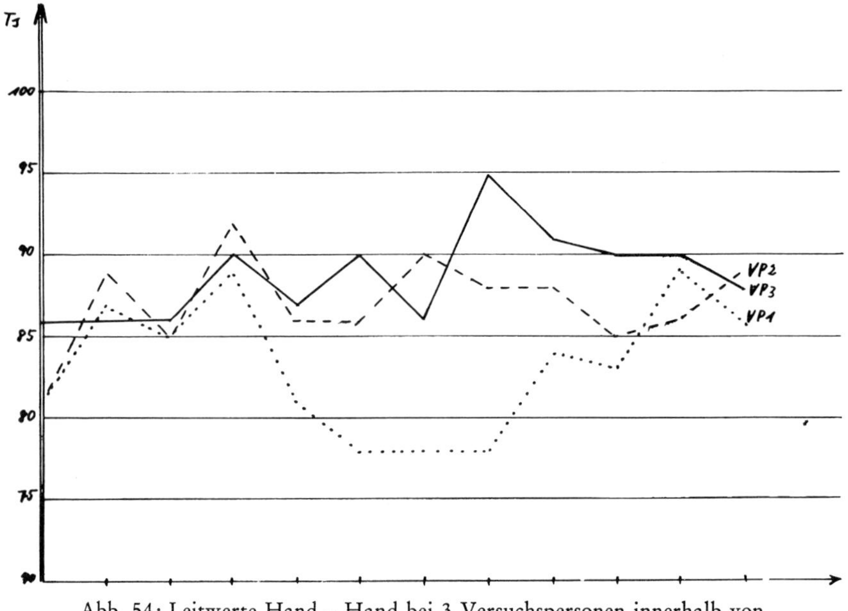

Abb. 54: Leitwerte Hand – Hand bei 3 Versuchspersonen innerhalb von 24 Stunden.

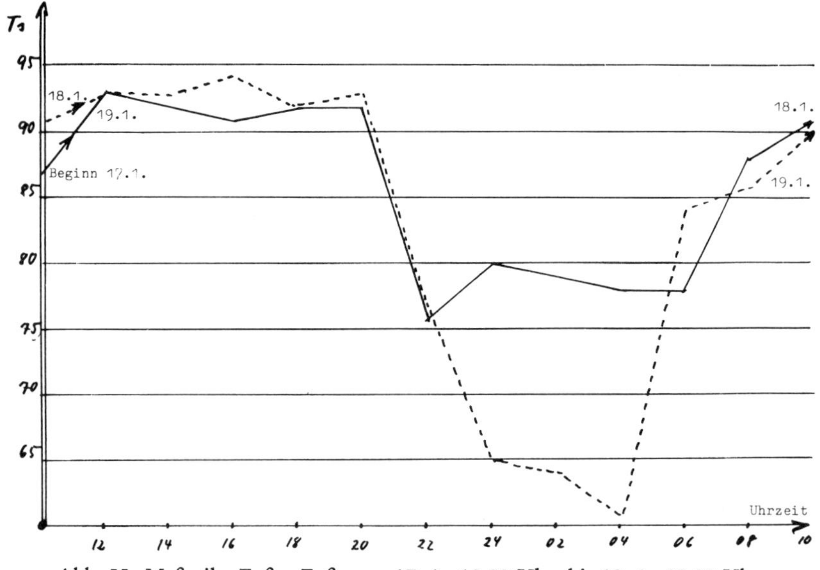

Abb. 55: Meßreihe Fuß – Fuß vom 17. 1., 10.00 Uhr, bis 19. 1., 10.00 Uhr.

Auch der jahreszeitliche Rhythmus hat einen wesentlichen Einfluß auf alle Lebensfunktionen des menschlichen Organismus. Prof. Dr. KELLNER, Wien, hat darauf in einem Grundsatzreferat auf der DAH-Tagung am 12. 4. 1975 in Bad Nauheim hingewiesen. Der bioelektrische Energiehaushalt ist vom jahreszeitlichen Rhythmus nicht ausgenommen, was bei einer diagnostischen Auswertung von Messungen des Energiehaushaltes zu beachten ist, also auch bei der Beurteilung von Leitwert-Messungen!

Es gibt schließlich noch zahlreiche andere biologische Rhythmen (z. B. Menstruations-Zyklus der Frau), deren Einfluß auf die Leitwerte ebensowenig vernachlässigt werden kann wie bei allen anderen biomedizinischen Messungen!

Ergebnis

In der Medizin gibt es keine absoluten Meßwerte. Sie sind Rhythmen unterworfen, welche bei der Auswertung zu berücksichtigen sind – auch in der Elektroakupunktur!

Abgesehen von den soeben besprochenen Rhythmen haben noch andere Faktoren einen Einfluß auf Größe und Verlauf der Leitwerte.

So habe ich in meiner Praxis die Wirkung zahnärztlicher Behandlungen auf den Leitwert Hand-Hand untersucht:

Therapie-Ablauf	Zeitablauf in Minuten	Leitwert Hand/Hand 60 70 80 90
Anfangs-Leitwert		
Spritzenvorbereitung	1	
Leitungs-Anästhesie li UK	2	
vor Beginn des Beschleifens von ⌈7	10	
⌈7 grob beschliffen	14	
⌈5 grob beschliffen	20	
Feinschleifen	30	
Behelfskronen	45	
Abdruck für Definitiv-Kronen	55	
Behelfskronen eingesetzt	70	
Kontrolle	80	

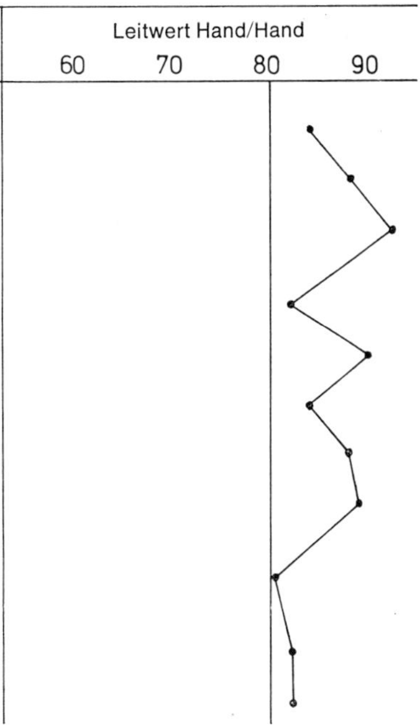

Tab. 17: Leitwert Hand – Hand, registriert bei Patientin Frau K. aus N., am 25. 4. 1964, im Verlauf einer prothetischen Arbeit

Bei einer klinisch gesunden Patientin, Frau K. aus N., wurden am 24. 4. 1964 die beiden Pfeiler für eine Brücke 35–37 unter Injektion beschliffen und Behelfskronen aufgesetzt. Die bei den einzelnen Arbeitsgängen registrierten Leitwerte Hand-Hand sind in Tab. 17 graphisch dargestellt. Beachtenswert ist, daß der höchste Leitwert im Augenblick der Leitungs-Anästhesie registriert wurde.

In Tab. 18 sind die Leitwerte graphisch festgehalten, wie sie im Verlauf der operativen Entfernung von Zahn 21 bei Frl. Hö. am 2. 3. 1964 gemessen wurden. Hier wurde der höchste Leitwert Hand-Hand nicht bei der Injektion, sondern bei der Entfernung des Zahnes registriert.

Therapie-Ablauf	Zeitablauf in Minuten	Leitwert Hand/Hand 60 70 80 90
Anfangs-Leitwert		
Injektion	2	
warten	6	
Hände waschen	10	
Nachinjektion	12	
buccale Wand entfernt	14	
⌊1 luxiert u. entfernt	16	
Wunde gesäubert, Ränder geglättet	20	
Naht	23	
Rollenbehandlung	30	

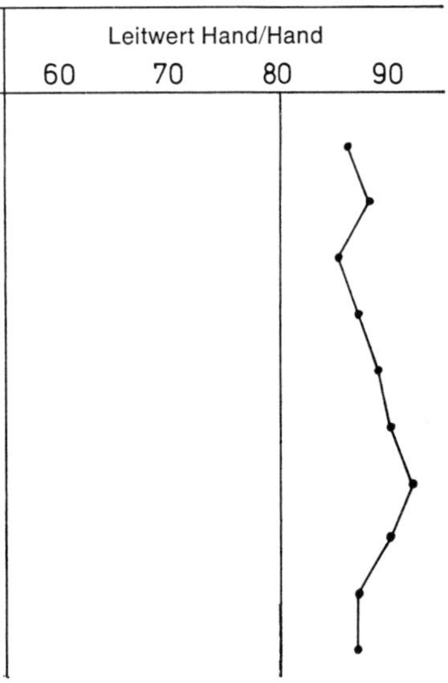

Tab. 18: Leitwert Hand – Hand, registriert bei Frl. Hö. aus N., am 2. 3. 1964, im Verlauf einer Op. bei Zahn 21.

In einem 3. Fall soll gezeigt werden, wie man den Leitwert Hand-Hand selbst im Verlauf eines größeren operativen Eingriffs nahezu konstant halten kann, wenn man mit einem EAP-Gerät ständig den Leitwert mißt und eine kontinuierliche ausgleichende Leitwert-Therapie durchführt, wie diese auf Seite 158 beschrieben ist.

Am 8. 5. 1964 wurde bei Herrn Ho. aus N. der Zahn 34 operativ entfernt und ein größerer restostitischer Prozeß bei 35–38 ausgeräumt. Der als äußerst labil und ängstlich bekannte Patient überstand den Eingriff durch die kontrollierte Leitwert-Therapie so gut, daß er selbst überrascht war.

Therapie-Ablauf	Zeitablauf in Minuten	Leitwert Hand/Hand 60 70 80 90
Anfangs-Leitwert		
Leitungs-Anästhesie li UK	2	
op von ⌈4	12	
Restostitis entfernt bei ⌈5 u. ⌈8	20	
Naht	40	

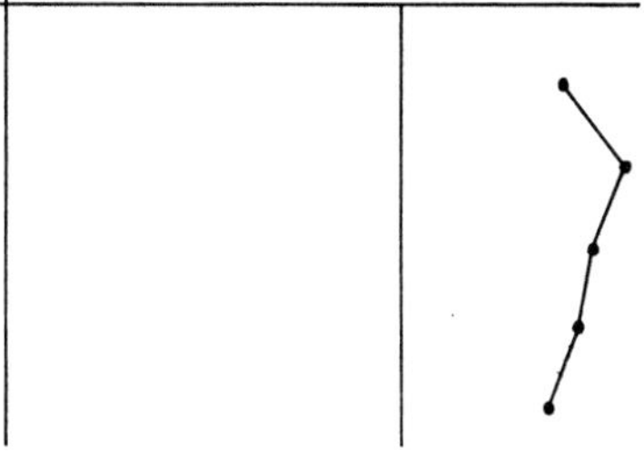

Tab. 19: Leitwert Hand – Hand, registriert bei dem Patienten Herrn Ho. aus N., am 8. 5. 1964, im Verlauf einer Extraktion von 34 und Restostitis-Op. bei 35 bis 38.

5. TEIL

Spezielle Anwendungsgebiete für die Puls-Therapie

1. Die Behandlung mit einer Stirn-Elektrode

Nach Dr. KNARR, Nürnberg, geht man wie folgt vor:

- Gerät betriebsbereit machen und eichen.
- Mit Hilfe eines Therapiekabels eine Stirn-Elektrode am roten (= positiven) Bananenstecker befestigen.
- Am schwarzen (= negativen) Bananenstecker wird eine zylindrische Hand-Elektrode befestigt und diese durch ein einadriges Kabel mit einer zweiten zylindrischen Hand-Elektrode verbunden. Dieses Verbindungskabel kann man sich leicht selbst herstellen, indem man an einem 1 Meter langen isolierten einadrigen Kabel an beiden Enden schwarze Bananenstecker anbringt.
- Die Stirn-Elektrode wird mit einem gelochten Gummiband in der Mitte der Stirn fixiert.
- Die beiden Hand-Elektroden werden dem Patienten in die leicht angefeuchteten Hände gegeben.

Beachte, daß sowohl die Stirn-Elektrode als auch beide zylindrischen Hand-Elektroden aus Messing hergestellt sind, weil anschließend der Leitwert Stirn-Hände gemessen wird und wie bei jeder Messung alle dazu verwendeten Elektroden aus dem gleichen Metall bestehen müssen!

Leitwert Stirn-Hände messen, denn von der Höhe des Meßwertes hängt die einzuschlagende Therapie ab, welche etwa 15 Minuten dauern soll, aber nach einem Pausen-Intervall von ca. 30 Minuten wiederholt werden kann.

Beträgt der Leitwert Stirn-Hände 80–85, liegt keine energetische Störung vor. Eine Puls-Therapie ist daher nicht notwendig.

Beträgt der Leitwert Stirn-Hände weniger als 80, muß dieser mit NP oder WP bis in den Normbereich von 80–85 erhöht werden. Dazu sind folgende Einstellungen am Gerät vorzunehmen:

„Therapie",
„Frequenzschaukel" oder 10 Hz,
negative Pulse oder WP und dann
Intensität so hoch drehen, daß der Strom gespürt wird, aber nicht schmerzt und die Augen nicht flimmern. Dauer etwa 15 Minuten.

Wiederholung nach ca. 30 Minuten Pause.

Beträgt der Leitwert Stirn-Hände mehr als 85, ist dieser mit positiven Strom-Pulsen in den Normbereich von 80–85 zu reduzieren. Dazu werden am Gerät eingestellt:
„Therapie",
„Frequenzschaukel" oder 10 Hz,
positive Pulse und
Kleinst-Intensität.
Dauer etwa 15 Minuten.

Wiederholung nach ca. 30 Minuten Pause.

Diese durch Leitwert-Messung kontrollierte Behandlung mit Strom-Pulsen hat sich gut bewährt

- zur Operationsvorbereitung bei nervösen Patienten,
- bei Neigung zu Ohnmachten und
- in der Rekonvaleszenz.

2. Die Behandlung von Einschlafstörungen

W. SCHMIDT, Nürnberg, hat bereits vor Jahren darauf hingewiesen, daß der Energiehaushalt während des Schlafes nicht im Leitwert-Normbereich von 80–85 Ts bleibt, sondern mehr oder weniger stark absinkt.

Bei Einschlafstörungen kann man daher das Einschlafen bewirken, indem man den Energiehaushalt künstlich absenkt, d. h. indem man den Leitwert Hand-Hand erniedrigt.

Zur Einschlaf-Therapie mit Strom-Pulsen verwendet man *entweder* eine Stirn-Elektrode und 2 zylindrische Hand-Elektroden.

oder

der Patient nimmt nur 2 zylindrische Hand-Elektroden in beide Hände; die am Plus- und Minus-Pol angeschlossen werden.

Am EAP-Gerät werden eingestellt:

- positiver Puls,
- Dauertherapie und vor allem
- Kleinst-Intensität.

Damit der Leitwert nicht zu stark absinkt, sollte das Gerät von einer Person, die es überwacht, abgeschaltet werden:

- Wenn der Patient eingeschlafen ist oder
- wenn der Leitwert unter 70 Ts absinkt oder
- nach spätestens 30 Minuten.

Eine interessante Beobachtung

Man kann Einschlafstörungen auch behandeln, indem man den Patienten gut erdet. Oft genügt es, wenn man dazu einen etwa 1 Meter langen Kupferstab in feuchten Boden schlägt und den Stab über 2 isolierte Kupferdrähte mit 2 zylindrischen Hand-Elektroden verbindet, welche der Patient in beide Hände nimmt.

Die Erdung des Patienten hat Abbau-Effekt, wirkt beruhigend und ermüdend zugleich.

Übrigens konnte ich feststellen, daß man auch Akupunktur-Punkte abbauen kann, wenn man 2 isolierte Kupferdrähte mit der „Erde“ (Kupferstab) verbindet und den 1. Draht mit einer zylindrischen Hand-Elektrode verbindet, welche man dem Patienten in eine Hand gibt, während der 2. Kupferdraht mit einer Punkt-Elektrode verbunden wird, die man auf den leicht angefeuchteten Akupunkturpunkt drückt.

Zur Verbindung des isolierten Kupferdrahtes mit der Punkt-Elektrode benützt man einen Bananenstecker. Auf diesen schiebt man ein Verlängerungsstück (vgl. Abb. 28) und in dieses schraubt man die Punkt-Elektrode!

3. Die Regelsberger'sche Messung der Wirbelsäule

Eine interessante Verwendungsmöglichkeit für Elektroakupunktur-Geräte ist die sogenannte Regelsberger'sche Messung der Wirbelsäule. Dazu werden am Therapiekabel 2 Rad-Elektroden angeschlossen (vgl. Abb. 33). Mit einer dieser Rad-Elektroden fährt man auf den Dornfortsätzen der Wirbelsäule entlang, während die andere etwa 4 cm parallel dazu (auf dem Blasen-Meridian) entlang geführt wird. Sollte der Rücken sehr trocken sein, muß die Haut beiderseits der Wirbelsäule mit warmem Wasser angefeuchtet werden. Die Regelsberger'sche Messung ist eine „Relativmessung". Es kommt dabei auf den Zeigerausschlag des Gerätes an, welcher an erkrankten Stellen am höchsten ist. Kommt man nämlich an eine Stelle der Wirbelsäule mit entzündlichen Veränderungen, wird die Leitfähigkeit größer, d. h. der Widerstand geringer. Man kann also von einer Erhöhung der Leitfähigkeit, d. h. von einem erhöhten Meßwert, auf einen pathologischen Prozeß an der betreffenden Stelle schließen.

Die Wert-Erhöhung bei einer Messung entlang der Wirbelsäule geht nicht schlagartig vor sich; vielmehr steigt der Meßwert langsam an bis zu einem Maximum und fällt dann wieder ab. Die Stelle, an der das Maximum zu messen ist, muß einer näheren klinischen bzw. röntgenologischen Untersuchung unterzogen werden.

Die Messung ist sowohl auf der rechten als auch auf der linken Seite der Wirbelsäule durchzuführen.

Anmerkung

Eine energetische Diagnostik und Therapie der Wirbelsäule ist auch möglich über die Akupunktur-Punkte:

11. Bl = Wirbelsäulen-Meßpunkt,
13. Gouv. = Rückenmarks-Meßpunkt.

4. Narben-Störfeld-Diagnostik

Die Narben-Diagnostik läßt sich mit dem Diagnose-Teil eines jeden EAP-Gerätes wie folgt durchführen:

- Inaktive Elektrode dem Patienten in eine leicht angefeuchtete Hand geben,
- die zu prüfende Narbe ebenfalls leicht anfeuchten,
- mit dem Testgriffel langsam über die ganze Länge der Narbe fahren und dabei auf gleichbleibenden Druck achten,
- WP oder NP einstellen.
- Intensität langsam steigern.

Im Verlauf der Narbe findet man ein Störfeld dort, wo eine deutlich erhöhte Stromempfindlichkeit besteht. Neuraltherapeuten werden an dieser Stelle ihre Quaddel z. B. mit Impletol setzen.

Hinweise für eine vereinfachte Puls-Therapie

Eine wesentliche Vereinfachung der niederfrequenten Pulsstrom-Therapie erlauben das FfB-Variopulsgerät (Abb. 2) und das FfB-Elektroakupunkturgerät 110 (Abb. 15).

Das **Variopulsgerät** ist ein reines Therapiegerät für alle Puls-Therapiearten wie Berollen, Schraffieren, Moxen und Durchfluten gemäß Beschreibung auf Seite 103 ff. Es besitzt eine elektronische Frequenzschaukel. Da außerdem die Frequenz zwischen 0,9 und 10 Hz individuell einstellbar ist, eignet sich das Variopulsgerät auch für die Therapie mit spezifischen Frequenzen gemäß Seite 137 ff.

Das **FfB-Gerät 110** erfüllt alle Funktionen als Diagnose- und Therapiegerät in der täglichen Praxis eines Arztes oder Zahnarztes.

Das Wesentliche sowohl des FfB-Gerätes 110, als auch des Variopulsgerätes ist eine neuartige Kurvenform des Therapiestromes, die einen besonders günstigen therapeutischen Wirkungsgrad hat, weil ein Wechselpuls verwendet wird der zwischen der positiven und negativen Halbwelle eine „Reaktionspause" hat, wie das Abb. 57 zeigt.

Die wesentliche Vereinfachung besteht darin, daß die bisher gemäß Tab. 8 verwendeten verschiedenen Stromformen

WP = Wechselpuls
PP = positiver Puls
NP = negativer Puls

sowohl beim FfB-Variopulsgerät, als auch beim FfB-Elektroakupunkturgerät 110 durch nur eine einzige Stromform, nämlich durch den Wechselpuls mit Reaktionspause (WPR) ersetzt werden!

Dadurch wird auch die bisher relativ komplizierte Pulsstromwahl bei der Aufbau/Abbau-Therapie gemäß Tab. 13 einfacher, denn bei den bisherigen EAP-Geräten mußte man einstellen:
bei Aufbau : Kribbelintensität und WP oder NP;
bei Abbau : Kleinstintensität und NP.

Bei den FfB-Geräten mit ihrem Wechselpuls mit Reaktionspause dagegen werden Aufbau und Abbau mit der gleichen Stromform (WPR) durchgeführt. Lediglich die Stromintensität muß variiert werden:

bei Aufbau auf Kribbelintensität
bei Abbau auf Kleinintensität

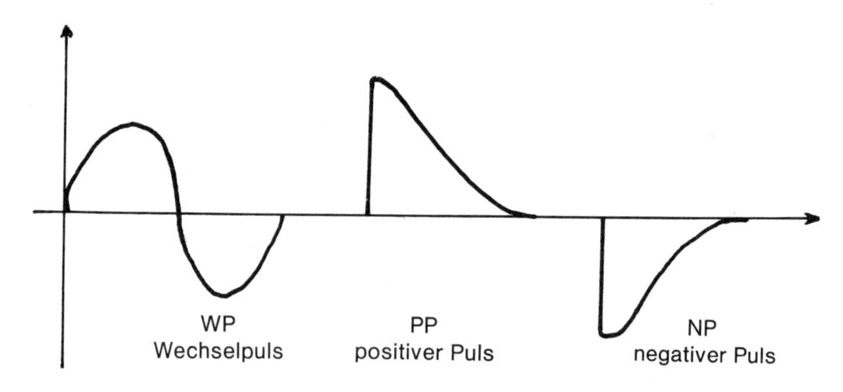

Abb. 56: Die verschiedenen Therapiestromformen der bisherigen EAP-Geräte

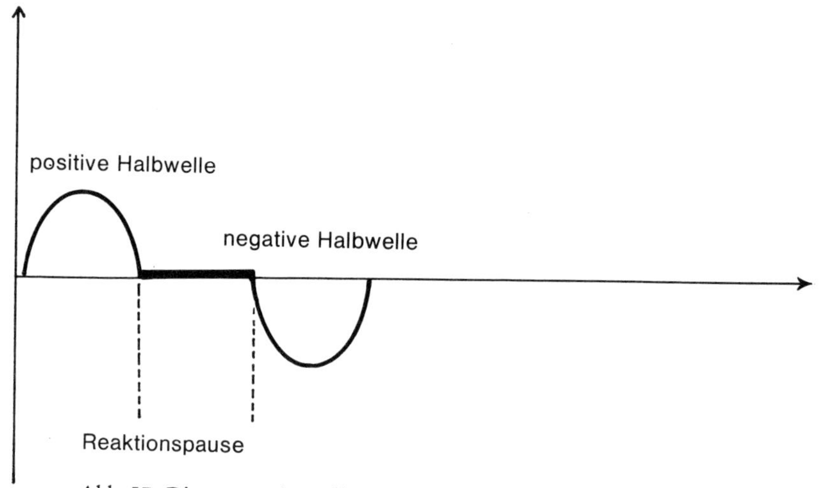

Abb. 57: Die neue universelle Therapiestromform des FfB-Gerätes 110

Schlußbetrachtungen

Der Gründer der „Internationalen Gesellschaft für Elektroakupunktur nach Voll" und dessen Mitarbeiter haben in den vergangenen 20 Jahren fruchtbare Arbeit geleistet. Immer mehr Ärzte und Zahnärzte verwenden die Möglichkeiten der EAP in Diagnostik und Therapie zum Wohle ihrer Patienten. Wesentliche Ergebnisse dieser Forschungsarbeiten seien kurz festgehalten:

Auf den klassischen Meridianen und Gefäßen wurden neue Punkte gefunden. Neue Meridiane und Gefäße wurden entdeckt (z. B. Lymphgefäße). Die für das Verständnis des odontogenen Herdgeschehens wichtigen energetischen Wechselbeziehungen zwischen Zähnen und Organen wurden publiziert.

Neue Medikamente, insbesondere Nosoden, Organpräparate, potenzierte Insektizide u. ä., sind für diagnostische und therapeutische Zwecke entwickelt worden.

Die niederfrequente Puls-Strom-Therapie konnte für einige medizinische Disziplinen praxisreif gemacht werden. Viel Arbeit wurde auch in die Auffindung organspezifischer Frequenzen gesteckt.

Letztlich sind das alles Früchte der Arbeit eines Teams von interessierten Ärzten und Zahnärzten, die sich der Weiterentwicklung der EAP verschrieben haben.

Bei einem so schwierigen und breit angelegten Programm konnten natürlich nicht alle Fragen befriedigend geklärt werden. Einige Themen sind sogar in einer solchen Weise zu Streitfragen entartet, daß sich einige Mitarbeiter gezwungen sahen, eine eigene Gesellschaft zu gründen. Grundsätzlich ist eine solche Entwicklung zu bedauern. Um zukünftig eine Wiederholung zu vermeiden, insbesondere aber auch, um wichtige technisch-physikalische und technisch-medizinische Fragen von Experten betreut zu wissen, erscheint es zweckmäßig, ein Forschungs-Team für biokybernetische Medizin zu gründen.

Dieses Forschungs-Team muß vom Ballast einer großen Organisation freigehalten werden, sollte jedoch eng mit der Gesellschaft zusammenarbeiten.

Zur Begründung seien folgende Punkte angeführt:

a) Mittels EAP betreiben wir im wahrsten Sinne des Wortes Ganzheitsdiagnostik mit entsprechender Therapie, und zwar in einer Art und Weise, wie niemals zuvor, aber dennoch nur auf empirischer Basis.

b) Wir müssen erkennen, daß auch für die Medizin das kybernetische Zeitalter angebrochen ist. Eine Kombination von EAP und Kybernetik sollte die Grundlage für eine „medizinische Bio-Kybernetik" abgeben.

c) Um medizinische Bio-Kybernetik (MBK) betreiben zu können, ist eine enge Bindung erforderlich zwischen kybernetisch interessierten Physikern bzw. Elektronikern auf der einen und Medizinern auf der anderen Seite, die sich für physikalische bzw. elektronische Probleme interessieren. Die notwendigen Mitarbeiter werden wir nicht „frei Haus" erhalten können, weil es einschlägige Wissenschaftler an den Universitäten noch nicht gibt.

d) Suchen wir also technisch talentierte Mediziner und medizinisch interessierte Techniker und fassen sie in einem medizinisch-technisch-physikalischen Forschungs-Team für medizinische Bio-Kybernetik zusammen.

e) Dieses Team muß zwangsläufig ein beträchtliches Universalwissen in sich vereinigen und seine Aufgaben lösen in Zusammenarbeit mit Firmen, denen es Freude macht, mit dem MBK-Team über die Realisierung neuer technischer Möglichkeiten in Diagnostik und Therapie zu diskutieren.

Gemeinsame Versuchsreihen mit H. PEESEL haben gezeigt, welche konkreten Aufgaben sich ein MBK-Team stellen sollte:

1. Zu lange schon wird um das Elektrodenmaterial gestritten. – Eine solche Frage darf kein Streitfall werden. Zunächst muß die Aufgabe richtig gestellt werden. Die Ergebnisse sind einander gegenüberzustellen. – Dann erst ist zu entscheiden.

2. Zu lange schon wird über die optimale Größe des Meßstromes diskutiert. Das schafft Unsicherheit und braucht nicht zu sein. Es gibt objektive Ergebnisse genug, die gegeneinander abzuwägen sind.

3. Zu wenig wissen wir noch über den „Störfaktor" Polarisationseffekt – insbesondere im Hinblick auf den Anzeigewert und den Zeigerabfall bei verschiedenen Meßströmen als Parameter. – Das ist kein grundsätzlich schwieriges Problem.

4. Wir wissen auch noch zu wenig Konkretes von den elektromagnetischen Störfeldern hinsichtlich Frequenz und Energie bzw. Amplituden der elektrischen und der magnetischen Felder.

5. Zu wenig oder gar Falsches „wissen" wir über den bio-kybernetischen Funktionsmechanismus der verschiedenen Therapie-Pulse, wie die Rechenbeispiele mit Erläuterungen auf Seite 190 zeigen mögen.

6. Die Therapiespannungen aller Pulsformen der meisten EAP-Geräte sind im Leerlauf zu hoch. Bei Belastung z. B. durch Hand-Hand-Therapie oder durch Hand-Fuß-Therapie bricht sie jedoch z. T. auf 1/10 und weniger zusammen. Damit sind unnötige Gefahren verbunden.

7. Zu lange warten wir auf Geräte, bei denen die angegebenen technischen Daten hinsichtlich Spannung, Strom, Frequenz und Pulsstrom auch wirklich stimmen. Praktisch gar nichts wissen wir bisher von den Toleranzen.

Schließlich noch einige Erläuterungen von PEESEL:

7.1. Die Skalen für Meßwert und Frequenzen haben Anzeigefehler. Der Fehler der Frequenz-Skala eines viel verwendeten EAP-Gerätes z. B. ist so groß, daß es wenig sinnvoll erscheint, eine spezifische Frequenz mit der 2. Dezimale anzugeben (z. B. 9,45 Hz). Damit ist die skalenmäßige Reproduzierbarkeit bei einem anderen Gerät in der gewünschten exakten Form nicht gegeben.

7.2. Die am Markt befindlichen leistungsfähigen Geräte haben einen Frequenzbereich von 0,9–10 Hz. Es ist aber grundsätzlich nicht möglich, bei diesen Geräten die eingestellte Intensität von z. B. 50 % des Maximalwertes bei verschiedenen Frequenzen z. B. 0,9 Hz oder 10 Hz konstant zu haben. Ist aber diese eingestellte Intensität bei den gewünschten Frequenzen nicht konstant, und das ist leider bei den derzeitigen Geräten der Fall, so kann eine „spezifische“ Frequenz nur unter ganz besonderen Bedingungen angegeben werden.

Reproduzierbar ist eine solche Frequenz bei einem anderen Gerät jedenfalls nicht oder nur sehr bedingt und vom Zufall abhängig.

In einigen nachgemessenen Fällen hat sich der Wert der Intensität bei verschiedenen Frequenzen um etwa 30 % erhöht oder vermindert, je nachdem, ob das Frequenzband von der niedrigen zur höheren Frequenz durchfahren wurde oder umgekehrt. Was also die beobachtete und gesuchte Reaktion des Organs auf die „spezifische“ Frequenz war, könnte auch eine Reaktion auf die höhere oder niedrigere Intensität gewesen sein. So kann man weder reproduzierbare Werte noch die gewünschte Anerkennung der Fachdisziplin erhalten.

7.3. Die bei mehreren Geräten untersuchten Kurvenformen PP, NP und WP haben jeweils stark voneinander abweichende Werte und Formen. Von Reproduzierbarkeit auf allgemeiner Basis kann man daher zur Zeit noch nicht sprechen.

7.4. Bei den untersuchten Geräten war das Verhältnis Pulszeit zur Pause unterschiedlich. Wir müssen aber möglichst genau wissen, wie ein Organ auf die verschiedenen Verhältnisse reagiert. Dazu benötigen wir weiterentwickelte Geräte und Toleranzen, die wir genau kennen.

7.5. Die Pulsströme PP und NP haben bei verschiedenen Intensitäten eine starke Gleichstromkomponente. Dieser Gleichstromanteil ist nun wiederum nicht nur von der Intensität abhängig, sondern auch von der Frequenz (vgl. 7.2.). Zudem waren die Werte bei den untersuchten Geräten verschieden.

7.6. Bei allen Pulsarten sind sehr viele Oberwellen vorhanden, mit nicht zu vernachlässigenden Amplituden.

7.7. Es ist noch nicht genügend untersucht worden, wer den größten Anteil am Wirkungsmechanismus organspezifischer Frequenzen hat: die Gleichstromanteile der verschiedenen Pulsarten PP, NP und WP, die jeweilige Grundwelle oder die unübersichtlichen Oberwellen. Solange wir diesen Wirkungsmechanismus nicht kennen, lassen sich die Therapieteile der Geräte nicht zielbewußt weiterentwickeln.

7.8. Da die z. Z. verwendeten Geräte oberwellenreiche Kurvenformen liefern, sollten sobald wie möglich oberwellenarme Kurvenformen untersucht werden, z. B. die einfache Sinusschwingung – als Halbwelle wirksam bei PP und NP oder auch WP, jedoch ohne abgeschnittene Amplitude, wie z. Z. bei verschiedenen Geräten vorhanden.

Es ist hierbei zu bedenken, daß bei Oberwellen höherer Frequenz zu der Polarisationswirkung Elektrode-Hand noch eine Kapazitätswirkung hinzukommt.

7.9. Der Therapieteil der Geräte hat einen relativ hohen Innenwiderstand. Infolgedessen bricht bei Belastung des Gerätes (wenn der Patient die Elektroden in die Hand nimmt) die Spannung zum Teil auf einen Bruchteil zusammen. Warum also zunächst die hohen Spannungen, wenn sie bei Therapie ohnehin „zusammenbrechen“? Auch hier gibt es eine Anzahl Fragen, die zur Klärung anstehen und hier nicht weiter erörtert werden können.

7.10. Für Messung und Therapie sollten wir uns bemühen, Ersatzschaltbilder mit einer gewissen Wirklichkeitsnähe aufzustellen. Es ist dann wesentlich einfacher, zu wissenschaftlich fundierten Arbeitshypothesen zu kommen.

Man erhält so eine Diskussionsbasis für alle am Fortschritt interessierten Ärzte, und alle haben so eine Basis für ihre eigene wissenschaftliche Arbeit. Wir haben auf diese Weise auch eine gute Ausgangsbasis für die Zusammenarbeit mit physikalischen oder elektronischen Instituten der Universitäten bzw. Industrie.

Die obigen Erläuterungen zeigen, daß ein Forschungs-Team für medizinische Bio-Kybernetik genügend interessante und wichtige Aufgaben hat und daß es Unternehmen und Institute reizen dürfte, mit dem MBK-Team zusammenzuarbeiten, wobei die interessierten Unternehmen jedoch in einem zumutbaren (gesunden) Wettbewerb stehen sollten.

Kritik sollten wir pflegen – mehr noch: Wir sollten sie suchen und honorieren und einer vielleicht vorhandenen Frustration ein Ende bereiten. Wissenschaftliche Arbeit erfordert Hingabe und Wahrheitsliebe – wie unser hippokratischer Eid es verlangt.

Das vorliegende Buch gibt den derzeitigen Stand unserer Erfahrung wieder – im Schlußwort vermehrt um Erkenntnisse und Gedanken, die den weiteren Fortschritt und die klinische Anerkennung der EAP betreffen. Man sollte sich auch darüber im klaren sein, daß die klinische Anerkennung der EAP nicht nur über eine möglichst große Mitgliedzahl der Gesellschaft zu erhalten ist. Gewichtiger sind auf Dauer gewissenhaft erarbeitete Unterlagen und Begriffe, welche einer wissenschaftlichen Nachprüfung standhalten, wie die nachfolgenden Rechenbeispiele zum Thema „Aufbau“ und „Abbau“ zeigen sollen:

In der 1975 im ML-Verlag erschienenen „Elektroakupunkturfibel“ von Dr. F. WERNER und Dr. R. VOLL ist auf Seite 228 (letzte Seite), Ziffer 3, u. a. folgendes angegeben: „Der wechselgerichtete Stromimpuls ist gegenüber dem negativen gleichgerichteten Impuls (Pseudoaufbau) in der Lage, die energetischen Reservelager unseres Körpers, die im Verlauf der Wundermeridiane sich befinden, auf längere Zeit aufzuladen.“

Hierzu eine energetisch-naturwissenschaftliche Betrachtung:

Ein Patient möge mit Wechsel-Pulsen (WP) 20 Min. aufgeladen werden. Die wirksame, durch Belastung des Patienten allerdings zusammengebrochene Spannung (indem der Patient die inaktive Elektrode umfaßt), sei mit 30 V angenommen, was schon ein relativ großer Wert ist. Der zur Energielieferung benötigte Strom möge – auf die Periode bezogen – 20 mA betragen. Hinsichtlich der Energielieferung ist auch noch das Verhältnis Puls zur Pause zu bedenken sowie der Hinweis gestattet, daß 100 mA bereits tödlich wirken können.

Rechnung 1

Die Energiezufuhr beträgt somit:
30 Volt × 0,02 Amp. × 1200 Sek. (= 20 Min.) = **720 Ws.**
Ausgedrückt in cal: 0,239 × 720 = **171 cal** (da 1 Ws = 0,239 cal).

Der Kalorienbedarf des Patienten in 24 Stunden sei mit 2000 Kcal angesetzt. Das sind 2 000 000 cal.

Durch die Therapie erhält der Patient einen Energiebetrag in % seines 24-Stunden-Bedarfs von:

$$\frac{171 \text{ cal}}{2000 \times 10^3 \text{ cal}} \times 100 = \underline{\underline{0{,}0086\,\%}}$$

Es werden ihm somit zugeführt:
$8{,}6 \times 10^{-5}$ Energieeinheiten, bezogen auf seinen 24-Stunden-Bedarf.

Mit dieser winzigen Energiemenge kann man natürlich die energetischen Reservelager nicht aufladen, wie eine weitere Betrachtung erklären mag:

Rechnung 2

Ein Patient mit einem Körpergewicht von 75 kg möge 5 Treppenstufen à 20 cm steigen und somit einen Höhenunterschied von 1 Meter überwinden. Der Organismus hat somit an Energie aufzuwenden:

75 Kilopond × 1 Meter = **75 kpm.**

Es sind nun: 1 kpm = 2,34 cal.

In cal ausgedrückt, entspricht das einem Energiebetrag von: 75 × 2,34 = **172 cal.**

Das ist die Energiemenge, die benötigt wird, um 0,172 Liter Wasser bei 760 Torr von 14,5 auf 15,5 °C zu erwärmen.

Hinweis

Der Mensch kann eine Dauerleistung von etwa 75 Watt erbringen. In einer Stunde ist das ein Energiebetrag von 75 Watt × 3600 Sek. = $2{,}7 \times 10^5$ WS, oder, in cal ausgedrückt: $2{,}7 \times 10^5$ = **$6{,}42 \times 10^4$ cal.**

Diese Energiebetrachtungen weisen aus, daß die Wechselpulse offenbar eine andere Funktion ausüben, als die Reservelager der Wunder-Meridiane aufzuladen. Das gilt sinngemäß auch für PP und NP, obwohl bei den letztgenannten Pulsarten wegen der beträchtlichen Gleichstromkomponente die Wirkungsrichtung (Zielrichtung, Therapierichtung) anders ist. Der *Wirkungsmechanismus der Strompulse* für Therapiezwecke muß offenbar großen *Einfluß nehmen auf die kybernetisch geregelten Stoffwechselprozesse* (Diffusion, Osmose, O_2-Umsatz, Zitronensäurezyklus, Membranpotential im Mesenchym usw).

Anders läßt sich wohl kaum erklären, warum mit einer so winzigen Energiezufuhr in vielen Fällen ein großartiges Ergebnis erzielt werden kann.

Mit der Klärung dieser Fragen ist vielleicht auch das Phänomen der Medikamententestung der Lösung ein wenig näherzubringen. Bei der M.T. spielen sehr winzige Energiemengen eine bedeutende Rolle, weil beim M.T. ebenfalls Einfluß genommen wird auf die kybernetisch geregelten molekularen Einflüsse des Stoffwechselgeschehens.

Anstelle von Aufladung sollte man vielleicht sprechen von der Aufhebung partieller Blockaden kybernetischer Regelmechanismen. Für den Begriff „Abbau" gelten vermutlich die gleichen Überlegungen.

Wir haben bekanntlich einmal den Weg vom zu niedrigen zum höheren Normal-Leitwert (Normleitwert), andererseits aber auch den Weg vom zu hohen zum Normal-Leitwert (überdrehter Zustand). Oft ist es sehr schwierig, den zu hohen Leitwert abzubauen. Hier ist PP mit Kribbel-Intensität angebracht. Der Patient ist dabei laufend zu beobachten bzw. sein Leitwert laufend zu kontrollieren.

Umrechnungstabelle

	J bzw. Ws	kpm	kWh	kcal
1 J = 1 Ws	1	0,102	$2{,}78 \times 10^{7}$	$2{,}39 \times 10^{4}$
1 kpm	9,81	1	$2{,}72 - 10^{6}$	$2{,}34 \times 10^{3}$
1 kWh	$3{,}6 \times 10^{6}$	$3{,}65 \times 10^{5}$	1	860
1 kcal	4186,8	427	$1{,}16 \times 10^{3}$	1

Tab. 20

Anhang

Möglichkeiten zum Erlernen der Elektroakupunktur

1. *Tagungen der Internationalen Gesellschaft für EAV*

Die Internationale medizinische Gesellschaft für Elektroakupunktur nach VOLL e. V. hält öffentliche Arbeitstagungen ab, bei denen Arbeitsgrundlagen und Ergebnisse der EAV-Diagnostik bzw. Therapie bekanntgegeben werden.

Hinweise werden im Mitteilungs- und Informationsblatt des Zentralverbandes der Ärzte für Naturheilverfahren veröffentlicht. Dieses erscheint unter dem Titel „Physikalische Medizin und Rehabilitation" im ML-Verlag, Ringstraße 4, 3110 Uelzen.

2. *Einführungskurse in Stuttgart*

werden von der VOLLschen Gesellschaft in der Regel 2 mal pro Jahr durchgeführt. Anmeldungen bearbeitet das Sekretariat der Internationalen Gesellschaft für Elektroakupunktur, Richard-Wagner-Straße 5, 7310 Plochingen.

3. Auch die außerordentlich aktive Forschungsgemeinschaft für Bioelektronische Funktions-Diagnostik und Therapie veranstaltet mehrmals pro Jahr Einführungs-Kurse.
Auskünfte erteilt das Sekretariat für BFD, Kneippstraße 12, 8939 Bad Wörrishofen.

4. *Für Zahnärzte*

führen Kurse und Demonstrationen durch: Dr. F. KRAMER, Ostenstraße 161, 8500 Nürnberg; Dr. E. SCHWARZ, Haus Neckartor, 7400 Tübingen, und Dr. R. TÜRK, Brunnenstraße 42, 3280 Bad Pyrmont.

Die Liquidation von EAP-Leistungen

Da die Elektroakupunktur eine neue Diagnose- und Therapieform darstellt und noch in der klinischen Erprobung steht, kann sie zu Lasten von Pflichtkrankenkassen nicht auf Krankenschein abgerechnet werden. Die EAP-Diagnostik und die EAP-Therapie ist daher in allen Varianten Privatleistung.

Für Privatleistungen gelten die amtlichen Gebühren-Ordnungen GO-Ä für Ärzte und GO-Z für Zahnärzte. Beide enthalten jedoch nur wenige Abrechnungs-Positionen, die für EAP-Leistungen geeignet sind.

Zur Vermeidung von Rechtsstreitigkeiten ist es notwendig, den Patienten bereits bei der Anmeldung entsprechend zu informieren.

Ich selbst verwende dazu nachfolgendes Formular und bestätige damit zugleich die Anmeldung.

Praxisstempel

Herrn/Frau/Frl.: ....

....

Sehr geehrte(r) Herr/Frau ....

Für den .... /197...... um............... **Uhr haben Sie sich für eine zahnärztliche Herduntersuchung anmelden lassen.**
Die normale Untersuchung umfaßt Munduntersuchung, Vitalitätsprobe, Rö-Status und Strommessung sowie eine ausführliche Elektroakupunktur-Diagnostik einschl. Herdfernwirkungstest.
Nach Lage des Falles können zusätzlich erforderlich sein: Verträglichkeits-Prüfungen, EHT-Test und andere Verfahren.

Hinweise für die Untersuchung

Damit meine Untersuchungen ohne Störung durchführbar sind, sollten nach Möglichkeit 24 Stunden vorher keine Medikamente eingenommen werden, vor allem keine Schlaftabletten oder Beruhigungsmittel (Tranquilizer), da diese den Energiehaushalt des Organismus stark beeinflussen. Auch ist es zweckmäßig, Genußmittel bestmöglich zu meiden.
Da zur Elektroakupunktur-Diagnostik zahlreiche Punkte auf der Gesichtshaut elektronisch abgetastet werden müssen, sollten Frauen kein Make-up auflegen und auf Gesichtspuder oder fetthaltige Hautcreme verzichten.
Männer sollten sich vor der Untersuchung nicht scharf ausrasieren, weil dadurch kleinste Verletzungen auf der Haut entstehen, welche die Messungen behindern können.
Zur Bestimmung der Wirkungsrichtung von Herden im Zahn-Kiefergebiet ist es vielfach erforderlich, auch Hautmeßpunkte an den Füßen durchzumessen. Schuhwerk und Strümpfe, welche leicht ausgezogen werden können, sind daher empfehlenswert.

Die Liquidation

Der Ordnung halber darf ich darauf aufmerksam machen, daß die von Dr. R. Voll entwickelte Elektroakupunktur-Diagnostik von mir seit vielen Jahren in der Zahnheilkunde angewendet wird, daß die klinische Erprobung jedoch noch nicht abgeschlossen ist. Daher wird die Elektroakupunktur-Diagnostik von den Pflichtkrankenkassen nicht honoriert und auch von einigen Privatkrankenkassen nicht bezuschußt. Die von mir praktizierte zahnärztliche Herddiagnostik und die daraus resultierende Herdtherapie kann daher z. Z. weder ganz noch teilweise auf Krankenschein verrechnet werden. Mein Honorar für die klinischen Untersuchungen richtet sich nach der amtlichen Gebührenordnung. Strommessung und Elektroakupunktur-Diagnostik sind in der amtlichen Gebührenordnung noch nicht enthalten. Sie werden daher nach Schwere des Falles und Zeitbedarf berechnet. Für eine normale zahnärztliche Herduntersuchung bei durchschnittlichem Schwierigkeitsgrad und Zeitaufwand ist z. Z. mit Kosten von ....DM zu rechnen.

Frühere Untersuchungen und Anamnese

Wenn Sie im Besitz von Rö-Aufnahmen der Zähne oder von Röntgen-Schädelaufnahmen sind, darf ich höflich bitten, diese mitzubringen. Auch Arztberichte und ärztliche Untersuchungsunterlagen können für mich sehr wichtig sein.

Zur Therapie

Die Auswertung und Zusammenstellung der Untersuchungsergebnisse in einem Bericht an Ihren überweisenden Hausarzt erfordert in der Regel einige Tage. Daher ist es leider nicht möglich, den vielfach vorgetragenen Wunsch zu erfüllen, daß möglichst sofort im Anschluß an die Untersuchung mit der herdbezüglichen Therapie begonnen wird. Auch können die Kosten für die Therapie verständlicherweise erst nach Abschluß der diagnostischen Untersuchungen eruiert werden.

Ein dringende Bitte

Sollten Sie den vereinbarten Termin nicht einhalten können, bitte ich höflich so rechtzeitig um Nachricht, daß ich die für Sie reservierte Zeit einem anderen Patienten zur Verfügung stellen kann.

Ich hoffe, Ihnen mit obigen Angaben einige wertvolle Hinweise gegeben zu haben, und begrüße Sie bis zum vereinbarten Termin in meiner Praxis als

Ihr Ihnen sehr ergebener

Vor Beginn der Behandlung ist es ratsam, vom Patienten eine Erklärung unterschreiben zu lassen.

Das nachstehend abgedruckte Formular ist als Muster gedacht und für die jeweiligen Praxisverhältnisse individuell abzuwandeln.

Hält ein EAP-Arzt/Zahnarzt die schriftliche Vertragsform für ungeeignet, muß der Patient zumindest in Gegenwart eines Zeugen (Helferin) mündlich informiert werden!

ERKLÄRUNG

Ich wünsche von Herrn Dr. XY in B . . ., als Privatpatient untersucht und behandelt zu werden.

Es sollen hierbei auch die Möglichkeiten der Elektroakupunktur-Diagnostik und -Therapie einschließlich der Medikamenttestung berücksichtigt werden.

Ich wurde darauf hingewiesen, daß die Elektroakupunktur von der klinischen Medizin vorerst noch nicht anerkannt wird.

Ich werde das zahnärztliche Honorar begleichen, unabhängig davon, ob und welche Aufwendungen mir von einer Kasse oder staatlichen Beihilfestelle erstattet werden.

Diese Erklärung habe ich vor Beginn der Behandlung unterzeichnet und eine Durchschrift erhalten.

B . . ., den .... 19 ....

Unterschrift

Beachte

Ein schriftlicher Vertrag hat bei Auseinandersetzungen nur Rechtskraft, wenn er *vor* Beginn von EAP-Leistungen abgeschlossen wurde und die Höhe des voraussichtlichen Honorars angegeben ist.

Ein mündlicher Vertrag ist nur gültig, wenn ein Zeuge zugegen war und dessen Name sowie das voraussichtliche Honorar mit Datum auf der Kartei vermerkt wurde.

Alle ärztlichen und zahnärztlichen Leistungen, die auf Wunsch des Patienten als Privatleistung durchgeführt werden und für die *vor Beginn der Behandlung* ein schriftlicher oder mündlicher Vertrag in Gegenwart eines Zeugen mit Angabe des voraussichtlichen Honorars abgeschlossen wird, unterliegen weder einer amtlichen Gebührenordnung noch den Kassenverträgen. Der *freiwillige Privatvertrag* hat stets Priorität vor allen

Kassenverträgen und vor amtlichen Gebührenordnungen auch in der Höhe des Honorars.

Dazu muß in der Liquidation allerdings jede privat vereinbarte Leistung *unzweideutig, im Klartext* angegeben werden. Werden Ziffern einer amtlichen Gebührenordnung zur Spezifizierung der einzelnen Leistungen verwendet, gelten die amtlichen Mindest- und Höchstsätze.

*Ausbleiben des Patienten**)

Für die *Kassenpraxis* ist folgendes festzuhalten:

1. Erscheint ein Kassenpatient nicht zum vereinbarten Behandlungstermin, so kann der Zahnarzt eine Verweilgebühr nicht zu Lasten der Krankenkasse abrechnen.
2. Als Schuldner kommt nur der Kassenpatient in Betracht. Der Zahnarzt kann sich eine einwandfreie Grundlage für einen Entschädigungsanspruch gegen den Kassenpatienten verschaffen, wenn er eine entsprechende schriftliche Erklärung vom Patienten unterschreiben läßt.

Die Rechtslage für die *Privatpraxis* unterscheidet sich von der für die Kassenpraxis.

Für die *Privatpraxis* gilt:

1. Der Patient, der mit dem Zahnarzt Behandlungszeiten vereinbart und nicht erscheint und später auch nicht wiederkommt, muß dem Zahnarzt nach § 615 BGB das volle Honorar für die vorgesehene Behandlung zahlen.
2. Stand noch nicht fest, welche Behandlung erfolgen sollte, richtet sich die Höhe des Anspruchs nach Nr. 24 Bugo-Ä.
3. Erscheint der Kranke nach der versäumten Sitzung wieder und wird dann behandelt, kann der Zahnarzt neben dem Honorar für seine Leistungen eine Entschädigung nach § 304 BGB verlangen, deren Höhe sich nach Nr. 24 Bugo-Ä richtet.
4. Nr. 24 kann berechnet werden, ohne daß der Zahnarzt zuvor eine halbe Stunde vergeblich gewartet haben muß.

Damit bietet das Gesetz dem Zahnarzt bei Privatpatienten eine ausreichende Grundlage für einen Entschädigungsanspruch, ohne daß es noch einer zusätzlichen Vereinbarung bedarf.

---

*) MZM 2/75 und ZM 1975, Nr. 5, Seite 231.

Ziffern in den amtlichen Gebührenordnungen für EAP-Leistungen

Weder in der amtlichen Gebührenordnung für Ärzte (GO-Ä) noch in der amtlichen Gebührenordnung für Zahnärzte (GO-Z) gibt es Ziffern, nach denen die einzelnen EAP-Leistungen direkt spezifiziert und abgerechnet werden können.

Die in Tab. 21 angegebenen Ziffern lassen sich jedoch für die Abrechnung von EAP-Leistungen analog verwenden.

Ziffer der Gebühren-ordnung	Therapeutische Leistungen
GO-Ä 1	Beratung
GO-Ä 14	Befundbericht mit kritischer Stellungnahme
GO-Ä 15	Brief ärztlichen Inhalts
GO-Ä 16	Kurze Bescheinigung oder kurzes Zeugnis
GO-Ä 17	Krankheitsbericht oder Gutachten ohne nähere Begründung
GO-Ä 18	Ausführliches schriftliches oder begründetes schriftliches Gutachten (Kurplan) des Arztes
GO-Ä 19	Ausführliches wissenschaftlich begründetes Gutachten
GO-Ä 24	Bei längerer Dauer als 30 Minuten wird zusätzlich verrechnet (Verweilgebühr)
	Injektion von Medikamenten:
GO-Ä 29	bis zu 20 Amp. im oder subk.
GO-Ä 44	bei mehr als 20 Amp. im oder subk.
GO-Ä 745	Eingehende elektrische Untersuchung, Befunderhebung am Nervensystem durch elektrische bzw. andere besondere Untersuchungsmethoden. Diese Position kommt der EAP-Arbeit am nächsten und sollte bei Liquidationen der EAP-Diagnostik und der Medikamenten-Testung verwendet werden.
GO-Ä 778	Anwendung niederfrequenter Ströme
GO-Z 2	Schriftlicher zahnärztlicher Heil- und Kostenplan
GO-Z 4	Befundaufnahme und Erstellen eines Heil- und Kostenplanes bei gingivalen und periodontalen Erkrankungen
GO-Z 9	Testen bei Herdverdacht für jedes *Verfahren* GO-9 nur 1 × abrechenbar!

Tab. 21

Zusammenstellung der Meßwert-Bezeichnungen

Frequenz:	Diese wird am Therapie-Teil in Hertz eingestellt (0,9–10 Hz).
Intensität:	Diese wird am Therapieteil eingestellt und von Gerät zu Gerät verschieden in „Einheiten" angegeben.
Meßwert:	Dieser wird in „Teilstrichen" (Ts) an der Meß-Skala des EAP-Gerätes abgelesen.
Mindestleitwert:	Dieser beträgt 80 Teilstriche.
Normbereich:	Darunter versteht man den Leitwert-Bereich zwischen 80 und 85 Teilstrichen.
Normwert:	Darunter versteht man den Wert 50 bei der Punktmessung.

EAP-Maßeinheiten

In der EAP werden gemessen:
die Frequenz: in Hertz (Hz);
die Intensität: in Skala-Einheiten (Ampere);
die Leit-Werte (LW): in Teilstrichen von 0–100 Ts und
die Punkt-Meßwerte: in Teilstrichen von 0–100 Ts.

Zusammenstellung der in der EAP verwendeten Therapie-Arten

1. Berollen,
2. Schraffieren,
3. Moxen und
4. Durchfluten.

Zusammenstellung der in der EAP verwendeten Stromformen

1. Wechsel-Pulse = WP
2. Gleichgerichtete Pulse
   a) positive Pulse = PP
   b) negative Pulse = NP

Zusammenstellung der in der EAP verwendeten Frequenzen

Gesamt-Frequenzbereich	=	0,9–10 Hz,
Frequenzschaukel	=	kontinuierliches Durchfahren des Gesamtfrequenzbereiches in etwa 3 Minuten,
Universal-Frequenz	=	10 Hz und
Spezifische Frequenz	=	feste Therapiefrequenz zwischen 0,9 und 10 Hz.

Abkürzungen

BFD = Bioelektronische Funktions-Diagnostik
EAD = Elektroakupunktur-Diagnostik
EAP = Elektroakupunktur
EATh = Elektroakupunktur-Therapie
EAV = Elektroakupunktur nach Voll
EMK = Elektromotorische Kraft
FS = Frequenzschaukel
HM = Homöopathika
Hz = Hertz
IDG = Impulsdermogramm
Intens = Intensität
Int = Intensität
KS = Kippschwingung
LF = Leitwert Fuß-Fuß
LH = Leitwert Hand-Hand
LL = Leitwert links zwischen linker Hand und linkem Fuß
LR = Leitwert rechts zwischen rechter Hand und rechtem Fuß
LW = Leitwert
MBK = Medizinische Bio-Kybernetik
MP = Medikament-Prüfung
MRTh = Mesenchymreaktivierungs-Therapie
MT = Medikament-Testung
NF = Niederfrequenz
NP = negative Pulse
Nos = Nosoden
Org = Organ-Präparate
PP = positive Pulse
Ts = Teilstriche
WP = Wechsel-Pulse
WPR = Wechselpuls mit Reaktionspause
Ws = Wellenschaukel (jetzt Frequenzschaukel)
ZA = Zeigerabfall

Literatur

Literatur über Elektroakupunktur

A. Bücher

KOLLMER, E.P.: Er gab das erste Buch über Elektroakupunktur heraus mit dem Titel: Elektroakupunktur nach Voll. Grundlagen der gezielten Mesenchymentschlackung durch Nosoden-Therapie. Es erschien im Karl F. Haug Verlag, damals Ulm/Donau, jetzt Heidelberg. Dieses Buch ist vergriffen.

VOLL, R.: Die topographische Lage der Meßpunkte der Elektroakupunktur: Teil I = Textband, Teil II = Bildband. Inzwischen sind zusätzlich erschienen ein 1. und 2. Ergänzungsband. ML-Verlag, Uelzen.

VOLL, R.: Elektroakupunktur. Eineinhalb Jahrzehnte Forschung und Erfahrung in Diagnostik und Therapie. 472 Abb. und 41 Tab. ML-Verlag, Uelzen. Dieses Buch ist die Fortsetzung des 1962 im ML-Verlag erschienenen Werkes „Der heutige Stand der Elektroakupunktur". Es gibt einen Überblick bis zur Mitte des Jahres 1970.

VOLL, R.: Kopfherde. ML-Verlag, Uelzen.

KRAMER, F.: Einführung in die Elektroakupunktur nach Voll. 144 Seiten. In diesem Buch werden 3 Teile behandelt: Teil 1: Geräte – Zubehör – Arbeitsplatz; Teil 2: Therapie mit niederfrequenten Kippschwingungsimpulsen; Teil 3: Leitwert-Diagnostik und Therapie. Dieses Buch ist vergriffen. ML-Verlag, Uelzen.

VOLL, R.: Meßpunkte – Elektroakupunktur-Organometrie. Arrangement: Ing. A. KONNEN. Computerzahlen nach Dr. med. dent. F. KRAMER. Die Tafel hat 162 Punkte, eingezeichnet auf 6 großen Abbildungen. Größe der Tafel 64 x 90 cm. Außerdem Text über die anatomische Zugehörigkeit von Organen bzw. Organabschnitten zu den Meßpunkten. Tafelform DM 70,—, Landkartenform DM 85,—.

B. Schriftenreihe des Zentralverbandes

In der Schriftenreihe des Zentralverbandes der Ärzte für Naturheilverfahren e. V. hat der ML-Verlag folgende Bücher über die Elektroakupunktur herausgebracht:

Band 7

Der heutige Stand der Elektroakupunktur
Von Dr. med. P. KOLLMER

Mit Beiträgen von Herta und Hans BREITSOHL, CLAUSS, ERTEL, GRANDPIERRE, HAFNER, HOHENTHANNER, HOYNINGEN-HUENE, KOLLMER, KRACMAR, KUNST, KUNZE, VON LEITNER, MAYR, MORELL, OLTROGGE, PALFNER, SILLING, SOMMERLAD, SZILLARD, STÜHLINGER, W. SCHMIDT, UHRMACHER, VOLL und Kommentaren von Dr. med. R. VOLL
220 Seiten, 30 Tabellen, 21 Abbildungen.
Erschienen 1961, aber inzwischen vergriffen!
Dr. HAFERKAMP, Mainz, schrieb dazu in seinem Vorwort:
„Die Elektro-Akupunktur hat in den letzten Jahren zunehmendes Interesse in der ärztlichen Praxis gefunden. Über dreihundert Ärzte aller Fachdisziplinen haben sich auf Grund eigener guter Erfolge zu der Arbeitsgemeinschaft für Elektro-Akupunktur zusammengefunden. Ihre Erfahrungen und die eigenen Beobachtungen des Leiters dieser Arbeitsgemeinschaft, Dr. Voll, werden in diesem

Buch dargestellt. Es zeichnet in umfassendem Rahmen die Grundlagen, die Technik, die Indikationen und Gegenindikationen dieser Methode auf. Sie gibt daher dem Außenstehenden die Möglichkeit, sich in diese Therapieform einzuarbeiten."

Band 9

Die Elektroakupunktur in der täglichen Praxis
Arbeitsrichtlinien für die Elektroakupunktur

Bearbeitet von Dr. med. E. UHRMACHER und Dr. med. R. VOLL, mit Beiträgen von 12 Autoren.
1963, 224 Seiten, 19 Abbildungen, broschiert.
Der I. Teil dieses Buches zeigt einen Weg, wie es möglich ist, die Elektroakupunktur mit ihren vielen Möglichkeiten trotz Praxisüberlastung in die Praxis einzubauen. Der II. Teil bringt die Arbeitsrichtlinien für die Elektroakupunktur-Diagnostik und die verschiedenen Therapiemöglichkeiten mittels den sehr erfolgreichen niederfrequenten Kippschwingungen.

Band 14

Medikamenttestung, Nosodentherapie und Mesenchymentschlackung bzw. Mesenchymreaktivierung

Bearbeitet von Dr. med. R. VOLL.
560 Seiten, 112 Abbildungen, 21 Tabellen.
In diesem Werk berichten 35 Mitglieder der Internationalen Gesellschaft für Elektroakupunktur über ihre therapeutischen Erfolge der Medikamententestung, Nosodentherapie und Mesenchymreaktivierungstherapie, insbesondere bei therapeutisch schwierig zu beeinflussenden Krankheitsbildern.

Band 16

Präventive Pädiatrie

Bearbeitet von Dr. med. R. VOLL.
134 Seiten, DM 16,80.
24 Mitglieder der Internationalen Gesellschaft für Elektroakupunktur berichten in sehr ausführlicher Weise über neue Wege der Prophylaxe und Therapie in der Pädiatrie. Sie fordern die Prophylaxe des zu erwartenden Kindes durch präkonzeptionelle oder pränatale Behandlung der Mutter sowie eine Therapie, die im Säuglingsalter oder im frühesten Kleinkindesalter begonnen werden soll. Dem durch Krankheitstoxine und Impftoxine hirngeschädigten Kind mit Krampfleiden und Debilität wird ein größerer Raum der Darstellung gewidmet. Gerade die gezielte Mesenchymreaktivierungstherapie mit Nosoden und Begleittherapie hat einem großen Teil dieser Kinder einen erheblichen Entwicklungsfortschritt auf geistigem und körperlichem Gebiet verschafft.

Band 18

Der heutige Stand der Elektroakupunktur, II. Teil

Mit Beiträgen verschiedener Autoren, bearbeitet von Dr. med. R. VOLL.
Ca. 200 Seiten, Abbildungen, broschiert.
Erschienen im Herbst 1967.

C. Sonderhefte

Im ML-Verlag, Uelzen, sind folgende Sonderhefte der Internationalen Gesellschaft für Elektroakupunktur erschienen:

Sonderheft 1

Akute und chronische Insektizidintoxikation — Vortragsreihe

Bearbeitet von Dr. med. R. VOLL.
48 Seiten.
In diesem Sonderheft wird die Richtigkeit des Hauptreferates von Dr. Hagen, Nürnberg, „Die medizinische Bedeutung der Insektizide in Diagnose und Therapie, ihre Erfassung mittels Elektroakupunktur“ durch 47 Krankengeschichten, mitgeteilt von 10 Mitgliedern der Internationalen Gesellschaft für Elektroakupunktur, bewiesen. Bei den chronischen Krankheitsbeschwerden ist im Gegensatz zu den akuten Krankheitsbildern eine Summationsdiagnostik der Belastungen durch die verschiedenen Insektizidgrundstoffe erforderlich, die die Voraussetzung für eine umfassende äthiologische Therapie ist.

Sonderheft 2

Nosodentherapie bei Herzerkrankungen mit klinischen Belegen

Von Dr. med. H. VILL.
An 391 Patienten hat der Internist und Kardiologe Dr. VILL durch Elektroakupunktur getestete 615 Nosodenkuren bei chronischen Herz- und Kreislaufkranken durchgeführt. Den Erfolg dieser Kuren hat er mittels verschiedener klinischer Untersuchungsmethoden wie EKG-Kontrolle, Röntgenpreßdruck nach Valsalva, röntgenologische Herzgrößenkontrolle neben der Beachtung der subjektiven Veränderungen überprüft. Das Heft beinhaltet neben den interessanten statistischen Auswertungen dieser 391 Fälle 76 EKG-Darstellungen. Die klinische Beweisführung für die Wirksamkeit der Nosoden ist auf dem Sektor der chronischen Herz- und Gefäßkrankheiten durch diese Arbeit gegeben worden.

Sonderheft 3

Die Elektroakupunkturdiagnostik der Restostitis

Von Dr. med. dent. F. KRAMER.
20 Seiten.
Nachprüfbare Beweise hat Dr. Kramer in dieser Schrift für die durch die Elektroakupunkturdiagnostik gemachten Aussagen erbracht, indem er röntgenologisch und intra operationem nachkontrollierte und zusätzlich seine Operationspräparate pathologisch untersuchen ließ. Darüber hinaus macht diese Arbeit deutlich, daß Zahnärzte bei Herdverdacht nicht nur auf Granulome, Cysten usw. zu achten haben, sondern auf die häufig vorkommenden, aber meistens übersehenen restostitischen Prozesse in den zahnlosen Kieferbereichen.

Sonderheft 4

Wechselbeziehungen von odontogenen Herden zu Organen und Gewebssystemen

Von Dr. med. R. VOLL.
2., überarbeitete und verbesserte Auflage.
In diesem Heft hat Dr. Voll die Beziehung von odontogenen Herden zu bestimmten Organen, Wirbeln, Rückenmarkssegmenten, Gelenken, Sinnesorganen einschließlich Nasennebenhöhlen, endokrinen Drüsen, arteriellem, venösem und lymphatischem Gefäßsystem und zu den einzelnen Muskeln dargestellt. Durch diese Arbeit ist man in der Lage, eine Hinweisdiagnostik durch Einordnen der von Patienten geklagten vielseitigen Beschwerden in die Symptomatik des entsprechenden Odontons zu erhalten, ferner bei Nachweis eines Herdes dem Patienten die möglichen ausgelösten Beschwerden aufzuzählen.

In der 2. Auflage sind u. a. neue Tafeln über die Beziehungen von Odonton zur Hautsensibilität, zu Reflexen, zu Gelenkabschnitten, zu Muskelgruppen und ihren Bewegungsabläufen enthalten.

Sonderheft 5

Gelöste und ungelöste Probleme der Elektroakupunktur-Diagnostik und -Therapie

Von Dr. med. R. VOLL.
Anläßlich des 10jährigen Bestehens der Internationalen Gesellschaft für Elektroakupunktur hat der Präsident der Internationalen Gesellschaft für Elektroakupunktur, Dr. Voll, einen Festvortrag auf der 19. öffentlichen Arbeitstagung der Gesellschaft im September 1966 in Freudenstadt gehalten und einen umfassenden Rückblick über die geleistete Arbeit im 1. Dezennium und einen Ausblick in die noch zu lösenden Probleme der Elektroakupunktur für das 2. Dezennium gegeben.

Sonderheft 6

Histologische, bakteriologische, statistische und kasuistische Beiträge zum odontogenen Herdgeschehen

Von Dr. med. dent. F. KRAMER, Dr. med. dent. J. THOMSEN und Dr. med. R. VOLL.
6. Sonderheft der Internationalen Gesellschaft für Elektroakupunktur, 74 Seiten, brosch.
Erstmalig wird in dieser Schrift in einer größeren Zahl der histologischen Beweise für die Richtigkeit der Elektroakupunktur-Diagnostik in Verbindung mit der Nosoden-Medikamenttestung angetreten. Restostitiden in den Kiefern als Herde konnten in 70 Prozent der Fälle noch eruiert werden, bei denen mit keiner klinischen Methode ein Hinweis zu erhalten war. Das Problem der chronischen Pulpitis als Herd wurde durch das neue diagnostische Verfahren an einer größeren Anzahl histologisch bewiesen, kasuistisch mit den verursachten Krankheitsstörungen und deren Beseitigung geschildert.

Aufsätze über die EAP

Es sind in folgenden Zeitschriften erschienen:

BEUCHELT, H.: Homöopathie, individuelle Reaktionstherapie auf Grund einer individuellen Funktionsdiagnose. DHM 1959, 4.
BRATU, STOICESCU u. PRODUSCU: Der Wert der Ermittlung des elektronischen Widerstandes des Hautgewebes bei der Akupunktur. DZA 1960, 6.
ERTEL, K.: Die Elektroakupunktur-Diagnostik als Ergänzung der amtsärztlichen Untersuchung. EHK 1959, 8.
–,–: Kleine Chirurgie und Elektroakupunktur-Therapie. Medizin heute 1961, 9.
GRANDPIERRE, H.: Bericht über die 10. öffentliche Tagung der „Arbeitsgemeinschaft für Elektroakupunktur" in Bad Nauheim 1961. Medizinische Klinik 1961, 51.
HAGEN, Chr.: Nosodentherapie. EHK 1960, 8.
HÖLLISCHER, E.: Voraussetzung zur Ausführung der Medikamentblindtestung. Physikalische Medizin und Rehabilitation 1969, 2.
KLEEMANN, A.: Vergleiche zwischen klinischer Diagnostik und Diagnostik mit dem K&F-Diatherapuncteur. EHK 1957, 4.
KOLLMER, E.: Die Siebbeinzellenentzündung als Ursache rheumatischer Erkrankungen. DZA 1960, 3.
KRAMER, F.: Die niederfrequente Kippschwingungstherapie. Zahnärztliche Praxis 1965, 1.

–, –: Fragen der ambulanten zahnärztlichen Chirurgie im Hinblick auf Herderkrankungen. Zahnärztliche Praxis 1969, 13.
–, –: Über die Herddiagnostik mit Hilfe der Elektroakupunktur. Zahnärztliche Praxis 1969, 16.
–, –: Die energetischen Beziehungen zwischen Zahn-Mund-Kiefergebiet und dem übrigen Organismus. Die Quintessenz 1965, 1.
–, –: Restostitis und odontogene Herdinfektion. Die Quintessenz 1964, 2.
–, –: Über Strom-Messungen zwischen verschiedenen Metallen im Mund. Zahnärztliche Praxis 1967, 11.
KUNST, M.: Differenzierte Organdiagnostik der Elektroakupunktur, bewiesen durch klinische Befunde. Physikalische Medizin und Rehabilitation 1972, 6.
KUNTZMÜLLER, J.: Behandlung chronischer Herzstörungen mittels Nosoden unter EKG-Kontrolle. EHK 1959, 4.
LEONHARDT, H.: Die *Voll*sche Elektroakupunktur in der Zahnheilkunde. Zahnärztliche Praxis 1972, 1.
–, –: Die Elektroakupunktur nach Dr. VOLL. Wetter – Boden – Mensch.
LODENKÄMPFER, H.: Neuere bakteriologische Untersuchungsergebnisse zur Herdinfektion und Kariesentstehung. Physikalische Medizin und Rehabilitation 1972, 7.
MANN, D.: Erweiterung persönlicher therapeutischer Grenzen mit Hilfe des K&F-Elektropuncteurs nach VOLL. DHM 1959, 10.
MOOG, W.: Heilerfolge bei schwierigen Fällen durch Elektroakupunktur. EHK 1957, 4.
MORELL, F.: Die Einwirkung getesteter Medikamente auf die Senkungsgeschwindigkeit der Blutkörperchen. EHK 1959, 3.
NOESKE, H.-D.: Psychische Erkrankungen in der Diagnostik und Therapie der Elektroakupunktur. Physikalische Medizin und Rehabilitation 1972, 4.
PEISTER, A.: Homöopathische Mittelwahl objektiv überprüfbar? (über das Vollsche Gerät) Kongreßbericht. Hippokrates 1959: 302–307.
SCHMIDT, W.: Akupunktur, Mystik oder Realität? DZA 1960, 6.
SCHRÖDER, J.: Bemerkenswerte Fälle aus der Praxis. DZA 1962, 7.
SCHWARZ, P.: Störfelddiagnostik und Therapie. EHK 1956, II.
SCHWARZ, E.: 10jähriges Bestehen der „Internationalen Gesellschaft für Elektroakupunktur". 1966, 23.
SINGER, F.: Die chronisch-rezidivierenden Aphthen: Zahnheilkunde und Elektroakupunktur. Die Quintessenz 1971, 12.
THOMSEN, J.: Vergleichende Untersuchungen von Elektroakupunktur-Testergebnissen und bakteriologischen Befunden an Zähnen. Physikalische Medizin und Rehabilitation 1972, 8.
UHRMACHER, E.: Selbstversuche zum Nachweis der Richtigkeit der Grundlagen der Elektroakupunktur, kontrolliert mit klinischen Untersuchungsmethoden. EHK 1960, 9.
–, –: Veränderungen der Blut- und Harnzuckerwerte nach Behandlung mit Kippschwingungen von genau definierter Frequenz. EHK 1961, 6.
–, –: Zur Tuberculinum-Nosodenbehandlung bei aktiver Tuberkulose. EHK 1957, II.
UNRATH, H.: Homöosiniatrie, Akabane Test, Elektroakupunktur in der Praxis. EHK 1958, 9, 10.
VETTER, E.: Vergleichende Untersuchungen zur Medikamententestung mit dem K&F-Diatherapuncteur. EHK 1957, 10.

VOLL, R.: Meßbare Akupunktur-Diagnostik und Therapie für den Praktiker. EHK 1955, 4.
–, –: Meßbare Akupunktur-Diagnostik und Therapie für den praktischen Arzt. DZA 1955, 9–10.
–, –: Nasennebenhöhlen und Elektroakupunktur. EHK 1957, 4.
–, –: Elektroakupunktur-Diagnostik. Medizin heute 1960, 3.
–, –: Elektroakupunktur-Therapie. Medizin heute 1960, 7.
–, –: Elektroakupunktur-Diagnostik von Foci und Störfelder des Kopfes. Medizin heute 1961, 2.
–, –: Blindmessungen als Beweis für die Richtigkeit der Elektroakupunktur-Diagnostik. EHK 1960, 8.
–, –: Ursachen der Mißerfolge bei der Entherdung. Physikalische Medizin und Rehabilitation 1962, 2.
ZICHNER, H. E.: Beitrag zur Herddiagnostik. Zahnärztliche Rundschau 1965, 9.

Anschriften

von Gesellschaften, Firmen und Verlagen, die sich mit Elektroakupunktur befassen.

1. Gesellschaften

a) Sekretariat der Internationalen Gesellschaft für Elektroakupunktur nach VOLL, Richard-Wagner-Straße 5, 7310 Plochingen.
b) Sekretariat der Forschungsgemeinschaft für Bioelektronische Funktionsdiagnostik und Therapie (BFD), Kneippstr. 12, 8939 Bad Wörrishofen.

2. Herstellerfirmen für EAP-Geräte

Firma Kraiss und Friz, Neckarstraße 182, 7000 Stuttgart.
Firma Pitterling-Electronic, Akademiestraße 5, 8000 München 40.
Firma Herbert Jahnke, Breitenbergstraße 4, 8955 Aitrang.
Firma Svesa, Elektronische Geräte, Florian-Geyer-Straße 5, 8000 München 70.
FfB, Forschungsgemeinschaft für Biophysik, Ostendstraße 161, 8500 Nürnberg.

3. Verlage

ML-Verlag GmbH, Postfach 120/140 oder Ringstraße 4, 3110 Uelzen.
Karl F. Haug Verlag GmbH & Co., Postfach 10 28 40, 6900 Heidelberg.

Autorenregister

Stichwortverzeichnis

U

V

W

Z